職場認真
21

未來個人化精準醫療

運用單一個人的健康數據和DNA，打造專屬的治療方式和藥物

THE FUTURE OF MEDICINE

How We Will Enjoy Longer, Healthier Lives

JAMES TEMPERTON
詹姆士・坦伯頓／著　龐元媛／譯

國內各界專家好評

《未來個人化精準醫療》用淺顯語言，闡述「精準醫療」及「個人化醫療」的意涵及趨勢。作者把複雜的大概念，聚焦為清楚的小場景，引領讀者走向未來。

——黃齊元　藍濤亞洲總裁

科學的算命，精準的改運，是醫學的未來。《未來個人化精準醫療》以作者淵博的知識，譯者流暢的文筆，帶給讀者閱讀時喜悅而欲罷不能的感受。

——洪惠風　新光醫院心臟內科主任

隨著醫療科技快速發展，人類在面對疾病預防治療及避免死亡上常出現許多難解習題，也許「未來精準醫療」是這一切問題的答案！

——林謂文　臺安醫院心臟內科主任醫師

基於 AIoT+Bio 產生的精準醫療，將真正實現以病人為中心的醫療照護，並打造全新的臨床治療方式與重塑大健康產業的生態。

——余金樹　慧誠智醫總經理

在這個科技與醫療技術不斷創新突破的新時代，健康、醫療、照護與養生，是未來泛醫學的主流趨勢，然而一般人難以一窺堂奧。《未來個人化精準醫療》的內容精采自無庸置疑，翻譯的文體精煉，讓各類讀者都能容易理解，本書將帶給想一探未來醫療的讀者，豐富多彩的探索樂趣。

——左典修　捷格科技董事長

標準化的醫療，已不敷人們對於治癒結果的期望。透過《未來個人化精準醫療》可以了解個人化醫療的趨勢，在未來應對複雜疾病時，能有概念來與醫師溝通治療計畫。

——郭智超　Dr.Right 創辦人暨執行長

目次

前言

未來個人化的精準醫療

這兩個數字哪一個比較大：可觀測到的宇宙銀河系總數，還是你的身體細胞總數？答案可能會讓你感到意外。我們對於人體細胞總數的最精準估計值，是根據一項平均值計算：三十歲成人，體重大約七十公斤，身高一百七十公分，體表面積約為一．八五平方公尺。這位「平均人」是各種不同的人的大雜燴：每個人的細胞總數不一樣，而且身體各部位的細胞密度也不同。考量這些變數，將「平均人」的細胞加總，會得到一個好大好大的數字：三．七二乘以十的十三次方，亦即三十七．二兆個細胞。

要計算可觀測的宇宙銀河系總數，必須將哈伯太空望遠鏡對準一片天空，計算這片天空的銀河系總數。但還是有漏洞：這種方法會漏掉要長時間才會出現的銀河系，以及我們看不見的銀河系。不過根據最精準的估計值，可觀測宇宙的銀河系總數，約為一千億至兩千億之間。所以是三十七．二兆對上……頂多兩千億。差距如此懸殊，根本沒得比。人體細胞總數比宇宙銀河系總數多出三十七兆。如果你很難想像這些數字，那不妨想想：一兆等於一萬億。

人體幾乎可以說是複雜到難以理解的地步。難怪現代醫學在過去兩百年來，都在努力破解人體的奧祕。第一隻天花疫苗於一七九六年問世。主張所有有生命的有機體，都是由細胞組成的細胞學說，是於一八三九年推出的。當時英格蘭與威爾斯男性出生時的平均餘命為四十．二年。女性則是四十二・二年。如今則是男性七十九年，女性八十二・八年。到了本世紀末，全球開發程度最高的各國國民的出生時平均餘命，可望超過一百年。要達到甚至超越這個里程碑，我們將進入新的醫療時代：醫師的責任在於維護健康，而非治療疾病。個人化醫療將取代一體適用的醫療。在這樣的未來，我們都會活得更久、更健康。而且這個未來將透過資料實現，很多很多的資料。

現在大多數的醫療數據，都是依據人口平均值計算。所以在英國，五十歲以上的女性，每三年可進行一次免費的乳癌篩檢。美國則是建議五十至七十四歲女性，每兩年進行一次乳房X光攝影。這種篩檢，是依據蒐集而來的人口資料所推測出的需求。但如果我們能知道，哪些人天生罹患某些疾病的機率比較高，會如何呢？如果我們在有生之年，醫師都能用高解析度的細部資料、而非只用概略的人口統計平均值，監測我們的身體狀況，又會如何呢？在未來的幾十年，我們的醫療紀錄不會是一生中散碎的觀察資料，而是依據我們有生之年蒐集到的資料，完整呈現我們的本質。蒐集的過程會在我們出生之前就開始，在我們還是胚胎的時候，就完成我們的基因組定序。我們的基因紀錄，會伴隨我們一生。出生以後，我們的基因組將與其他生理資料結合，可以更理解什麼會讓我們健康，什麼又會害我們生病。我們的個人健康檔案，也會包括身體個別細胞的資料，還有關於這些細胞的作用的詳細資訊。醫師參考這些資料集，就能做出有效預防疾病的決策。

也許你聽過「人類基因組計畫」，它可以說是一門頗具潛力的全新科學的金本位制度。這項計畫於二〇〇三年完成，總共辨識出組成我們所有基因指令的三十億個化學單位，並予以定序。計入通貨膨脹，這項於一九九〇年開始的計畫總共耗資五十億美元。現在你只要花費不到兩百美元，即可完成你的基因組定序。基因體學（Genomics）具有改變醫療的潛力。二〇一八年，英國的研究人員將英國國家健保局（NHS）的十萬名病患的基因組予以定序，展現了基因體學改變醫療的能力。參與研究的病患同意將他們的資料，與他們的病況資料及醫療紀錄對照，並讓研究人員參考這些資料。這項研究的目的，是徹底了解基因是如何引發罕見疾病、癌症，以及傳染病。這個基因資料寶庫，現已成為研究與診斷的利器，未來還會加入幾十萬名病患的資料，就更能掌握疾病的治療與預防之道。而且基因資料只是個開端。未來還會加入人體各層面的高解析度資料。這些資料，來自症狀出現之前即可發現患病跡象的穿戴式裝置，以及能察覺最細微的異常現象的診斷檢查。

這些巨量的資料，可望改變製藥業，同時催生出製藥業研判目前無法生產，或者殘酷一些說，即使生產也注定要虧損的療法。很多例子都是科學理論已經發展完備，可是主管機關與製藥公司卻沒有做好準備。現在的臨床試驗已經找出癌症之類的疾病療法，而世界各地的研究實驗室，也在努力蒐集解析度越來越高的資料，處理之後即可得知疾病的根源，包括罕見疾病與常見疾病。以積極而審慎的方式，推動更為個人化的精準醫療，將創造莫大的效益。而在其他的例子中，則有些自大的人、還有一些喜愛空想的億萬富豪，嚮往著科幻故事般的另一種未來，所有的疾病皆有解方，醫學還能戰勝死亡。

但我要說的並不是自大與傲慢的故事，而是關於悲痛、犧牲，以及克服萬難、努力活下來的故事。未來醫療的故事，是由當今的開路先鋒所寫下的，這是一則關於我們如何活著、變老，然後死去的故事。在醫療的新興領域奮鬥的專家，一致認為改變確有必要，且能夠實現。他們也一致認為，改變是可以做到的，而且很快就會到來。在某些例子中，改變已經發生，例如使用細胞治療對抗癌症。法令已經完備，製藥公司也得以將創新科技轉化為可營利、可量產的事業，甚至拯救數百萬條人命。在分子精神病學、長壽等等的領域，類似的法令、量產，以及獲利能力的問題尚未浮現，但也即將到來。

下一波的科技，並不會取代現在的專業醫療人員，而是輔助他們。往後我們例行就醫，醫師將能參考一個廣大的、可能涵蓋全球的匿名病患資料庫，然後做出正確的診斷與治療決策。新創生技公司已經大規模使用的人工智慧（AI），將會是我們分析、理解從全球各地幾十億病患那裡蒐集來的海量資料，所不可或缺的戰友。

從基因體學到分子診斷，以及人工智慧輔助的藥品開發，這場即將到來的醫療革命潛力無窮。但挑戰也將隨之而來。為了向前邁進，我們的社會與立法單位必須與前所未有的難題搏鬥。倘若一位懷孕的女性，從基因檢測得知腹中的孩子一出生，就會罹患會導致身體衰弱的疾病，我們該如何介入？移除致病的基因突變，孩子當然就能享有更長久、也許更快樂的人生。但要判斷哪些狀況是「不可醫療」的，卻涉及不少道德爭議。改變基因，創造所謂的「訂做寶寶」，更是充滿道德爭議。界線究竟在哪裡？未來我們面對各種問題，從個別病患資料的隱私權到基因改造的道德爭議，必定要畫出非常多條的界線。

無論醫學有多少突破，我們似乎不可能將平均壽命延長至幾百年。但在你的有生之年，數十億人確實有可能享有個人化的精準醫療。我們為天下人提升醫療品質，即可減輕疾病帶給社會與經濟的負擔，進而讓每一個人享有更長久、更快樂的人生。

第一章

只為一個罕見疾病病患研發藥物

蜜拉・麥克維克喜歡大自然。她於二〇一〇年十一月出生，在科羅拉多州的波德市郊區長大。不到兩歲就已經會滑雪。在她三歲生日之前數度踏上遠足之旅，她喜歡自己走，而不是讓大人放在幼兒背巾揹著走。她度過三歲生日之後不久，就開始攀岩。她的母親茱莉亞・維塔瑞羅說：「不是我這個做媽媽的在誇自己女兒，她真的很外向，很早熟。但是，」她說道，「我慢慢發現有些地方不太對勁。」蜜拉還不滿四歲，走路的時候一隻腳會往內彎。醫師覺得問題不大，診斷的結果是脛骨扭轉，也就是學步的幼兒常見的脛骨內彎問題。但茱莉亞覺得這個診斷不太對勁。在接下來的幾個月，蜜拉的行動越來越笨拙。她常常絆倒、跌倒，原本流利的言語能力，也變得遲緩斷續。二〇一五年，醫師開始用「遲緩」形容五歲的蜜拉，意思是她先天的缺陷阻礙了她的發展。「這實在沒道理，」茱莉亞說，「蜜拉明明就很早熟。」

診斷之路異常艱辛，蜜拉就診超過一百次。很多醫師都說，蜜拉確實智力發展超前，但她的症狀越來越多。也有醫師說，蜜拉可能，只是可能，罹患極為罕見的疾病。茱莉亞開始隨身攜帶一張紙，記下可能是神經疾病的種種症狀。「首先是把玩具踩壞。家裡每一個玩具都被她踩壞。我問蜜拉：『蜜拉，角落那個是什麼？』她說：『喔，是蝴蝶。』隔天我再問她，她卻轉過頭去，好像不知道一樣。」茱莉亞懷疑蜜拉的視覺有問題，帶著她去找眼科醫師與驗光師。兩位都說蜜拉的眼睛應該沒問題。茱莉亞說：「他們還叫我冷靜。」

二〇一六年十二月的某一天，茱莉亞覺得自己需要到外面透透氣。她出門跑步，被兩隻狗咬，卻幾乎沒有退縮。「我那時候心疼蜜拉，整天都在哭，自己被狗咬了竟然都沒發現。」她覺得自己再也忍受不了，於是收拾行李，開車載著蜜拉到急診室。茱莉亞說：「我聽見有人說『癲癇』，還有人說『眼睛看不見』。蜜拉連站都站不起來。」蜜拉在醫院住了一個星期，進行一連串的檢查。「我看見她的病情急轉直下。那個禮拜一切都變了。」蜜拉被診斷出巴登氏病，是一種極為罕見的遺傳疾病，病況會不斷惡化，而且致死率百分之百。「我感覺大大鬆了一口氣。」茱莉亞說，「也覺得很內疚。三年來一直有人對我說我瘋了，現在終於證實，她的遺傳密碼有問題。」

罹患巴登氏病的兒童，是溶酶體出了問題。溶酶體是位於細胞內、充滿酵素的囊泡，能清除廢物分子。溶酶體若有缺陷，廢物分子就會堆積，殺死細胞，導致患者腦部受損，在青春期之前就會死亡。症狀通常會在患者五至十歲之間出現。罹患巴登氏病的兒童除了視覺問題與癲癇之外，行為也會改變，動作變得笨拙，脊椎也開始彎曲。巴登氏病會致命，而且沒有解藥。

科羅拉多州的醫師團隊，將蜜拉的基因組的蛋白質編碼基因予以定序，發現一個叫做CLN7的基因副本出現錯誤。CLN7基因負責編碼一種蛋白質，這種蛋白質據說能帶動分子穿過溶酶體囊泡的膜。一個人的CLN7基因的兩個副本，也就是分別來自父親與母親的兩個副本都必須突變，才會罹患巴登氏病。蜜拉的醫療團隊，卻只發現來自蜜拉父親的基因有缺陷。要找到另一個突變的基因副本，就必須將蜜拉的整個基因組定序。當時全世界只有少數實驗室有能力做，而美國境內有能力做的實驗室，更是屈指可數。而且就算能做，也要付出天價成本，花費大把時間。蜜拉那年已經六歲，狀況一日不如一日。

但危機還不只這一處。蜜拉的弟弟亞茲蘭可能也帶有同樣的致命突變。萬一真的有，同樣的症狀很快會在他身上浮現。茱莉亞說：「我看著兒子，他跟蜜拉以前一樣，看起來完全正常。那種痛苦讓我下定決心，要了解突變到底是什麼。」若是不知道兩個突變是什麼，安排兒子進行檢查也沒有意義。要解決這個謎團，並且確認蜜拉的診斷結果，就必須能找出這兩個突變。

很多父母面對這樣的問題，會向新興醫學領域求助。茱莉亞以女兒的名義成立慈善基金會，名為「蜜拉的奇蹟基金會」，訂下四百萬美元的募款目標，打算用於推動科學研究與治療。她的終極目標，是基因療法。基因療法的發展相當緩慢，且成本高昂，但迫切需要新的突破。全球每年約有七百九十萬名兒童，天生帶有嚴重的遺傳缺陷，或部分源自遺傳的缺陷，這可是所有新生兒的百分之六。其中約有三百三十萬名兒童，在五歲之前就會死亡。這種疾病的療法很少，幾乎沒有解藥。茱莉亞發現，想募集研究經費，她必須讓更多人認識巴登氏病，還有其他類似的致命遺傳疾病。「我發現把蜜拉的故事廣為宣傳，是個好辦法。」她說，「於是我開始說給大家聽。我邀請記者到我家，也登上新聞。我不喜歡這樣，心裡很難過。但這是唯一的辦法。」

二〇一七年一月，茱莉亞接到波士頓兒童醫院神經學家與神經遺傳學家游維文醫師的電話。游醫師正好也在研究自閉症患者的基因組定序。他在臉書看到蜜拉的消息，想知道自己能否幫上忙。他從二〇〇〇年開始，在波士頓兒童醫院主持實驗室，也於二〇一〇年開始進行全基因組定序。他說：「我們率先把全基因組定序，用於治療人類疾病。」他不但有信心幫助蜜拉全家，也認為蜜拉的狀況與他的研究興趣不謀而合。因此他不僅有動力，更重要的是還掌握了找出失落的突變的方法。「我的實驗室多年來，始終在研究如何使用高通量定序（high-throughput sequencing）診斷疾病，找出新的病因。」他說，「我們知道很多遺傳疾病其實沒有診斷出來，因為傳統的臨床檢查無效。」

游維文必須在蜜拉大海般的遺傳密碼當中，撈出一根針的一部分。科羅拉多州的醫療團隊，已經找出蜜拉遺傳自父親的突變，因此游維文的團隊要找出蜜拉遺傳自茱莉亞的突變。他憶起當時，說道：「我們一開始並不成功。研究人類基因組定序的傳統方法全都無效。」歷經兩天的失敗，游維文的團隊改換方法：他們開始以人工，辛苦爬梳基因原始資料。

人類基因組的長度為三十億個鹼基對。游維文的團隊以人工分析，將基因組分為幾大段，每段長度約為一百個字母。他們開始尋找一個小小的不規則處，以確認蜜拉的診斷結果。經過幾天的搜尋，游維文的團隊有了發現。蜜拉遺傳自母親的CLN7基因有一段，與正常的CLN7基因序列並不吻合。後續的分析發現，是因為有一段兩千個字母的DNA「跳躍」到這裡，打斷了這個基因。這一段額外的DNA，導致蜜拉的細胞出錯，破壞了細胞製造蛋白質的能力，因此蜜拉的身體無法清除廢物分子。游維文將消息告訴茱莉亞，也告知另一項重要訊息：蜜拉從父母雙方遺傳了突變，幸好亞茲蘭沒有遺傳任何一方的突變。茱莉亞說：「這是天大的好消息，我心中一塊大石頭終於落地。但沉重的事實也擺在眼前：蜜拉來日無多。」

游維文一開始對茱莉亞的承諾，僅止於找出突變。但茱莉亞的跳躍基因很不尋常，坐落的位置正好是基因編寫指令的重要部位之間，這個指令就是製造能清除細胞廢物的重要蛋白質。蜜拉的突變只是改變了指令編碼的方式。大多數的突變會破壞指令。但在蜜拉的例子，指令雖然被打亂，卻還是完整的。

命運之手讓游維文與蜜拉得以相識，也是命運的安排，讓游維文的團隊開始研究可能的治療方法。二〇一六年十二月，就在游維文初次聯繫茱莉亞僅僅幾週之前，美國聯邦政府負責管理藥物的食品藥物管理局（FDA）核准一款名為諾西那生鈉的藥品。這款藥品是用於治療脊髓性肌萎縮，也就是一種罕見的神經肌肉障礙，會導致肌肉無力，也是嬰幼兒主要遺傳性死因之一，導致許多嬰幼兒在兩歲之前死亡。諾西那生鈉攻擊的缺陷，是一種名為SMN2的重要基因的組合。諾西那生鈉的作用，是消滅缺陷，重組這個基因。這種藥物稱為反義寡核苷酸（ASO），作用的原理是與有缺陷的RNA結合，將其隱藏，誘使細胞生產正常的蛋白質。游維文靈機一動：他能不能製造類似的「基因貼布」，遮蓋蜜拉致命的基因缺陷？

游維文說：「很多人說神經學有療效。我之所以研究神經學，是因為這個領域有很大的需求，只是尚未滿足。但其實真正具有療效的神經學療法非常稀少。」諾西那生鈉改變了這種局面。「我們看見諾西那生鈉在這些孩子身上發揮的作用，再看看我們在病患身上發現的突變，就知道道理是一樣的。我們為什麼不能發揮同樣的作用？」這是一項浩大工程，何況游維文的團隊毫無製藥的經驗，因此更形艱鉅。「我們是學術研究實驗室。我是臨床醫師，不是製藥人員。但我了解基本的科學原理，應該沒有不成功的理由。」

二〇一七年四至十月，游維文的團隊製造出一種科學原則的驗證，也就是一款新藥，對抗一位病患的一個小小基因突變。這款新藥若能奏效，就會是史上第一款專為單一病患開發的新藥。但團隊面臨一個可能難以克服的難關：美國食品藥物管理局。游維文說：「我們不是要販售新藥。我們不是想做製藥公司做的事情。我們只是想申請緊急使用許可，治療病患。」所謂緊急使用許可，意思是醫師為了治療病患，申請使用已獲得核准、可用於另一種疾病的藥品，或是尚在開發階段，未經臨床實驗的藥品。若有急用，而且申請成功的話，即可使用。游維文說：「所以我們決定選這條路，只是從來沒有未經專業開發的藥品走這條路的先例。」游維文發現自己不但踏入醫學的新領域，也闖入監管的新領域。他們團隊的新藥，是在學術實驗室研發，而不是由製藥公司研發。天真的他不知該從何處著手，直接撥打美國食品藥物管理局的熱線。「他們有一條一八〇〇的熱線電話。我就打過去，告訴他們我要做的事。」食品藥物管理局同意舉辦電話會議，游維文只好在度假的時候與會。週末假期，他就坐在和家人度假租下來的房屋的露台，跟食品藥物管理局的十五位委員通話。「經過那次電話會議，我才發現，喔，天哪，我覺得應該要多爭取幾位顧問支持我們。」

在此同時，蜜拉的病情不斷惡化。二〇一七年的某一個夏日，蜜拉確診大約六個月後，茱莉亞與女兒一起躺在床上，天色已晚，蜜拉這陣子說話始終吃力。茱莉亞說：「她的語句越來越短。她說：『媽咪，媽咪。』然後她就一直卡在『媽咪』，沒辦法把句子說完。我都快被她搞瘋了。但我又想到，也許再也聽不到她說『媽咪』了。後來真的變成這樣。那天晚上，我在黑暗中拍了影片。我聽見她說：『媽咪！』很慘，真的超慘。」到了二〇一七年的秋季，蜜拉已經無法說話。她吃的所有東西都必須混入馬鈴薯泥，但她還是一直噎到。她身上也安裝了胃造口管，以備將來無法自行飲食時使用。

在波士頓，游維文的團隊要克服兩大難關：如何證明他們研發的新藥是安全的，又如何以夠快的速度生產？為解決第一個難關，游維文的實驗室使用蜜拉的皮膚與血液樣本，測試他們研發的新藥。游維文說，這個過程很簡單，但比較複雜的是後部支援的問題。這款新藥就像諾西那生鈉，也是反義寡核苷酸。要生產實驗室等級的新藥，游維文僅需支付十美元，即可生產少量樣本。若要較為大量，也許需要三百美元。但生產臨床等級的新藥成本較高，也較為複雜。游維文四處請教，得知若要生產臨床等級的新藥，需要六至九個月的生產期，而且要花費數十萬美元。生產實驗室等級版本僅需一周。他聯絡的製藥公司，也只對大量生產有興趣，至少要半公斤左右才肯接單。但他只需要二十至三十公克。他們最後找到一家願意以平價少量生產的製藥公司。游維文與食品藥物管理局的協商過程很複雜，幸好一直都有實質的進展。但時間不等人，因此在二〇一七年十月，新藥在沒有食品藥物管理局核准之下開始生產。

此時的蜜拉一天癲癇最多可能發作三十次。茱莉亞說：「她的手臂跟腿一直撞到桌子，身上都瘀傷了。病情惡化得好快。」蜜拉就像典型的巴登氏病患者，病情時而穩定，時而急轉直下。有時候一連幾個禮拜都很穩定，接著又急遽惡化，然後又進入穩定期。每次惡化都讓蜜拉受盡折磨。二〇一八年一月，茱莉亞與蜜拉抵達休士頓，盼望食品藥物管理局早日批准新藥。幾天之後，好消息傳來。茱莉亞說：「我太感動了。」游維文召集團隊，請茱莉亞與蜜拉前往波士頓兒童醫院。他們進入一間很普通的房間，裡面有一台冰箱，裝滿小瓶裝的新藥。這是史上第一款專為一位病患研發的新藥，現在也有了名字：milasen（以蜜拉的名字命名）。蜜拉在接受第一劑新藥之前，醫師團隊先將她麻醉，再進行最後一次大腦與脊椎的核磁共振（MRI）掃描。掃描結束後，團隊將蜜拉推往隔壁的房間，以腰椎穿刺術施打第一劑的新藥。

對於茱莉亞與游維文而言，這是將近一年來第一次的放鬆。他們坐在核磁共振等待室，身體往前傾，手肘放在膝蓋上，動也不動。游維文說：「一年來我日夜忙碌，大概是我職業生涯當中工作最密集的一年。在那之前的幾個禮拜，有人跟我說，我會因為這件事情被吊銷執照。我承擔很大的風險。可是除了我們，沒有人伸出援手。眼前的情況再明顯不過，要是我們不做，蜜拉的生活就毫無品質可言，再過幾年就會死亡。無論在專業上、道德上、臨床上，我都心安理得。所以，那時候我們真的是停下腳步，深呼吸，想想一路走來的成果。」

幸好隔天風平浪靜。蜜拉對於新藥並無不良反應。蜜拉一連注射了幾劑，並無任何問題。接下來的六個月，蜜拉的病情不但開始穩定，甚至還有起色。她的癲癇發作次數大幅減少，也不如以往嚴重。以前一發作就長久而劇烈，現在則是短暫而平靜。蜜拉又能夠站起來，也開始進食，甚至還能行走。有媽媽站在身後，母女倆手挽著手，蜜拉可以搖搖晃晃走個幾步。茱莉亞說：「這是很大的突破。」

幾天累積成幾月，幾月堆積成幾年，蜜拉的病情會復發，只是病程比先前緩慢。游維文說：「我們知道這不會像童話故事一樣，從此一切順利。我們相信新藥絕對有效，但不幸的是，巴登氏病確實出現某些嚴重的病程。但我覺得新藥的確提升了蜜拉的生活品質。」

茱莉亞也附和：「蜜拉這孩子向來喜歡影像、故事、歌曲，也很喜愛大自然。我盡量製造機會，引導她運用大腦與身體。」一位跟蜜拉同齡的女生，經常到蜜拉家唸故事給她聽。茱莉亞說：「她碰到蜜拉的雙手，蜜拉可以感覺到小朋友的手。」蜜拉的弟弟亞茲蘭在屋裡跑來跑去，尖叫吶喊，蜜拉也聽得見弟弟的聲音。「身為她的母親，我敢說她絕對會聽到，也會注意到。」

蜜拉的故事絕不只是一位病患的故事。茱莉亞說：「我覺得很重要的是，我們為了 milasen 所付出的血、汗、淚，並不是只為蜜拉一個人，而是打開所有人的眼界，讓大家看見這種可能性。」蜜拉的故事，是有史以來最徹底的個人化醫學的實踐。我們希望，她的故事帶給世界的貢獻，是下一位有迫切需求的病患，能更容易享有較為平價的醫療。游維文說：「我們可以想像，在未來，藥物開發的工具夠精良、夠普及，科學家就能運用於個別病患。」從這個角度看，蜜拉的故事可以說是來自未來的故事。製藥業已經從研發治療數百萬名病患的糖尿病與心臟疾病的新藥，進步到研發只有幾千名病患需要的諾西那生鈉之類的藥物。Milasen 的問世，證明了科學家確實握有工具，能專為一位病患可治療的特定基因突變，研發新藥。游維文說：「還有很長的一段路要走，才能證明我們研發 milasen 的過程，作為一種原則驗證，可以確實複製。」游維文相信，醫療界看見了成功案例，也即將出現重大改變。反義寡核苷酸這種「基因貼布」，也就是 milasen 與諾西那生鈉成功的主因，將引領醫療界的第一波改革。游維文說：「這些東西超容易製造，只需要跟大型霜淇淋機差不多大小的一台機器，輸入序列，加入原料，二十四小時之後，新藥就能合成完畢。」游維文說，這個製程用不了多久，就有機會變得更便宜、更迅速。

但他在研發 milasen 的過程中也發現，有兩大難關必須克服：一個科學難關，還有一個物流難關。「我是研究科學的，對吧？我們到現在只做過一個樣本N。」他說的是科學用語，意思是只有一位病患參與的臨床實驗。「如果研究生拿著只有一位病患參與的實驗給我看，我會叫他們回去，至少再做三次。所以概念上來說，我們也應該這樣做。」游維文也發現，後部支援的問題比較複雜。他說：「如果要量產，就要把整個製程變得更簡單，成本更低廉。」超過七十人參與了 milasen 的研發過程。研發成本始終沒有公開，但治療脊髓性肌萎縮的諾西那生鈉，也就是游維文研發 milasen 的靈感來源，第一年的研發成本是七十五萬美元，往後每年的成本則是三十七萬五千美元，是世上最昂貴的藥物之一。

數十萬名先天患有致命性神經退化、需要以反義寡核苷酸治療的兒童要想得救，藥品的價格必須下降，徹底下降，而且速度要夠快。要實現這個理想，製藥業的製程與商業模式，必須能在很短的生產週期內，小批生產藥品。意思是說，以前用九個月研發一種新藥，現在則是必須用一個月研發九種新藥。主管機關也必須開放新的管道，以利引進少量生產的標靶藥物。製藥廠多年來習慣管理、生產、銷售幾十萬，甚至幾百萬名病患所需的藥品，而非少數病患，或是一名病患所需的藥品，如今將要面臨少量製造的重大考驗。Milasen 的問世，證明了有人可以只做一次的藥物，所以茱莉亞與游維文現在要努力證明，可以一次又一次做到。

在未來，milasen之類的精準藥物，可對付會引發高致死率的罕見疾病的突變。全基因組定序也會因為成本下降而較為普及，醫師就能獲得早期精確診斷所需的資料。游維文認為，帶有可能致命的基因突變的兒童父母，未來將能立刻聯繫專家，由專家評估能否生產解藥，並在幾天後開始生產，而不是等上幾個月才開始生產。

想當父母的人在準備懷孕之前，甚至可以先做篩檢，確認是否帶有可能引發致命疾病，或是可能導致早夭的疾病的基因突變。游維文說：「他們就能得知，有四分之一的機率會生下患有這種疾病的孩子。」他們接下來可以透過諮商，做出最合宜的決策。若發現胎兒帶有無法治癒的致命基因突變，可以及早終止妊娠。若能在子宮內改正基因缺陷，亦可盡早進行治療，讓孩子有機會享受健康長壽的人生。精準醫療的最大潛力之一，是有機會將致命的遺傳疾病消滅於未然。游維文說：「診斷的部分現在就可以做。我們缺的只是政府的意願，還有資金。」

茱莉亞說，蜜拉確診罹患巴登氏病的時候，她覺得彷彿拿到一個空無一物的工具箱。現在工具箱裡有一項強大的工具。雖然這個機率很小，但是，如果另一個孩子受到跟蜜拉一樣的基因突變影響，同樣罹患巴登氏病，波士頓也有一台冰箱，裡面裝著夠用一輩子的解藥。而且如果這個孩子確診的時機早於蜜拉，就能更早在病程按下暫停鍵，減緩病程的演進，甚至可以在孩子出現任何症狀之前，就讓病程就此打住。游維文說：「身為臨床醫師，身為一個人，這是我一直放在心上的事情。我們要是能早一點醫治蜜拉，在蜜拉四歲那年就能診斷，該有多好？我們在她六歲那年才認識她。」巴登氏病的病程會日益加劇，大腦細胞會開始死亡，症狀會累積，還會加速發展。游維文說：「將這種治療方式與早期診斷結合，真的太重要了。」

「沒人想聽一個孩子即將死去的故事，」茱莉亞說，「但大家都想聽一則帶有希望的故事。」

第二章

維持你個人的健康數據

史丹福大學遺傳學系系主任麥克・史奈德說：「醫學故障了。」史奈德要為了每一個人把醫學修好。他說：「我們都是等別人生病再來處理，那都要花大錢。」想一想：你因為身體出現異狀，才去看醫生。以第二型糖尿病為例。很多人罹患第二型糖尿病，卻多年未確診。等到症狀一一浮現，頻尿、乏力、體重減輕、視線模糊，才趕緊就醫。截至二〇一五年，全球估計有三億九千兩百萬人罹患第二型糖尿病。第二型糖尿病可以醫治，但可能導致平均壽命縮短十年。最好的辦法是什麼？早日發現患病的風險，防患於未然。史奈德相信，無論是罕見疾病，還是影響數百萬人的疾病，當前需要的是截然不同的醫療方式。

史奈德說：「我們的看家本領，是釐清健康的定義，再運用先進科技，維護大家的健康。」想想你上一次去看醫生的情景：整個過程大概不到十五分鐘，醫護人員幫你量體溫，量血壓、量脈搏。史奈德說：「這些量測很多都沒有意義，不然就是太粗糙。」於是在二〇〇九年，他展開科學史上最詳細的單人研究。研究的對象是誰呢？他自己。

實驗一開始，先完成史奈德的基因組定序。他的同僚取得他的血液、尿液、鼻部微生物與腸道微生物樣本。史奈德將這個過程稱為「個人組學研究（personal omics profiling）」，也戲稱為「史奈德組」，因為每個人都是由各種組構成：基因組、表觀基因組、總轉錄本、蛋白質體、代謝體、自體抗體組，以及微生物。但大數據並不是只擷取一次而已。在史奈德健康的時候，這些量測是每二至三個月進行一次。在他生病的時候則更為頻繁。因此他知道自己的身體在正常情況的表現，也知道自己身體不舒服時又出現哪些變化，並且長期追蹤這些變化。他的「個人組學研究」很快就有重大發現：

他的基因組顯示，他具有罹患第二型糖尿病的風險。接下來的十四個月，史奈德與團隊分析他的血液，追蹤四萬個分子。二〇一一年，史奈德歷經一次嚴重的病毒感染。根據資料顯示，這次感染讓他罹患第二型糖尿病。他的大數據實驗早已得出重要結論。「我記得我去找醫生，她說：『你來幹嘛？你看起來不像得了糖尿病。你又沒有家族史。』」問題是資料是正確的，史奈德的醫生做了檢查，也確認他罹患了第二型糖尿病。史奈德為了控制病情，不僅改變飲食，也開始增加運動量。

到了二〇一四年，史奈德的組學資料顯示，他又患上糖尿病。進一步分析找出了原因：他的胰臟不會分泌胰島素。醫師開了能促進胰島素分泌的藥物瑞格列奈，史奈德服用之後，血糖值立刻下降。瑞格列奈絕對不會是醫師治療糖尿病的首選，應該說史奈德的醫師可能試過其他三、四種藥品，才考慮瑞格列奈，也因此可能耽擱了幾年，才能有效治療。史奈德仍然有糖尿病，但他服用的藥物能有效控制病情，而且他仍持續記錄身體的幾十億個資料點，更深入了解自己的健康狀況。他說：「這叫精準糖尿病，是精準醫療的精髓。」

史奈德與團隊開始記錄他自己的組學資料，不久之後他們募集了一百〇八位志願者，參加規模大得多的實驗。這些志願者跟史奈德一起，體驗未來可能會普及的醫療系統的加強版。首先，他們進行基因組定序。接下來每三個月，必須採集血液、糞便、尿液，以及口腔拭子樣本。有些受試者穿戴血糖偵測器，有些則是配戴心跳偵測器。史奈德說：「我們一開始承受不少批評的砲火。有人認為健康的人不需要做基因組定序。很多人現在還是這麼想，認為我們要害每個人都得憂鬱症。結果發現平均每個人最多有三項應採取醫療行動的異常數據。這些異常可能改變一個人的人生。」重視應採取醫療行動的數據，是個人化醫療成功的關鍵。醫療專家握有如此巨量的資料，必須有能力歸納出正確的結論，再有效應對。面對資料的汪洋，要做到這一點可不容易。

二〇一九年，史奈德與團隊發表研究結果，列舉在志願者中他們所發現的六十七項重要健康狀況。十八位志願者患有第二級高血壓。一位志願者患有糖尿病，多年來屢次進行傳統檢查，卻從未確診。還有一位志願者具有可能導致心肌衰弱的基因變異。掃描結果發現，這位志願者的心臟有缺陷，現在服藥控制病情。另外一位經常中風的志願者，帶有一種會讓目前服用的藥物無效的基因突變。醫師得以參考這些資訊，採取必要的行動，勸導病患改變生活方式，或是服藥控制病情。有了組學資料，不但能更精準干預，也能更早干預。

但這項研究最重要的發現，也許是不同的人會罹患同一種疾病。史奈德說：「糖尿病患者很多，但他們為什麼會得這種病？」他的研究顯示，共有九位志願者罹患糖尿病。其中兩位是因為體重增加，另外兩位就像史奈德，是因為血糖突然升高。其餘的五位志願者體重並未增加，卻漸漸患上糖尿病。史奈德說：「無論我們從哪一個組學看，每個人都是不同的。」為了解原因，史奈德與團隊彙整十二位志願者的資料，整理出他們長期的細胞激素、代謝體、總轉錄本，以及臨床實驗室數據。他們將數據畫成散布圖，每一點代表一個樣本，每一種顏色代表一位病患，就能看出史奈德的志願者的獨特性。散布圖上代表史奈德自己的所有淡藍色的資料點，全都聚集成一群。紅色、黃色、藍色，以及紫色的資料點也一樣。每一位志願者都是一個個體，是一群有顏色的點組成的一個個資料點島嶼。史奈德說：「這就是醫學故障的原因。關於健康的每一項決策，都是依據人口量測數據。但每個人的基準值不一樣。拿別人的數據給你建議，根本沒道理。」

你可以在家做一項實驗，驗證這項道理。成人的平均口腔溫度是攝氏三十七度。但有些人比較熱，有些人比較冷。所以個人的正常基準值也可以是攝氏三十四．七度。另一人的正常溫度可能是攝氏三十七．二度。「在現在的世界，你去找醫生，如果你的正常基準值是三十四．七度，醫生幫你量了體溫是三十七度，就會告訴你不必擔心，可以回家了。但我敢說你的體溫升高那麼多，絕對是健康出了問題，只是你自己一直不知道。」

史奈德說，要解決這種故障的模式，需要浩瀚的資料。他相信在二十年之內，出生前的基因組定序將會變得普遍。以後的人一出生，就有幾百個（也許成千上萬個）資料點可供分析。接下來，醫師將憑藉病患的個人資料治療病患，而不是使用通用的治療方式。每一個人都會擁有一份組學圖譜，完整呈現一生當中的健康狀況。這份組學圖譜記載著個人的健康基準值，以便未來評估健康狀況。我們的血液、尿液、糞便、唾液，以及腸道微生物樣本所提供的臨床資料，將和穿戴式裝置及智慧型裝置蒐集而來的更多資料結合。未來的醫師便能在症狀浮現之前找出病因，精準治療。以糖尿病為例。目前約有四億一千五百萬名糖尿病患，其中百分之四十六並未確診。運用組學資料，及早發現糖尿病的跡象，就能減少糖尿病患的人數。僅僅在二〇一九年，全球治療糖尿病的直接成本約為七千六百億美元。這還只是糖尿病而已。早期介入不僅對個人健康有益，對經濟也有益。

除了醫師採集的樣本所提供的資料外，穿戴式裝置所蒐集的資料，在史奈德所想像的個人化醫療，也扮演重要角色。目前一般的智慧型手錶，一天量測超過二十五萬次。業界推出了將近一千款裝置，包括智慧型體重計、睡眠追蹤器、連接網路的脈衝血氧計，以及電子個人劑量計，可追蹤動作、心率、體表溫度、血氧濃度、睡眠、體重、血壓等等。對於大多數人來說，這些量測幾乎全都不必要。史奈德說，想準確追蹤健康狀況，大多數人可使用已經很普遍的體適能追蹤器及智慧型手錶，包括 Fitbit、Garmin，以及 Apple Watch。真正的革新，在於這些裝置蒐集到的資料會流向何處。

這些裝置也許能蒐集越來越豐富多元的數據，但準確度有待商榷。史奈德說：「有些量測數據不太準確。但也無所謂，真正重要的是 delta。」史奈德口中的 delta 就是變化。穿戴式裝置的準確度有侷限，但確實能掌握偏離正常基準值的變化。這一點很重要，因為市售等級的穿戴式裝置如此才能蒐集到能用於臨床的數據。史奈德為了製作自己的組學圖譜，幾年來穿戴各種穿戴式裝置與感應器，數據即時串流到他的手機。他參考這些數據，以及臨床數據，即可得知穿戴式裝置是否有用。

二〇一五年，史奈德在美國飛往挪威的班機上，要與家人到挪威度假。先前搭飛機的經驗告訴他，他在空中的血氧濃度會下降，心率在起飛的時候會上升，這兩種都是一般人搭飛機的常見現象。但這一趟飛行結束，史奈德的數值並沒有恢復正常，顯然哪裡出了問題。他絞盡腦汁想找出原因。兩週前，他幫自己的兄弟在美國麻州鄉間架設籬笆，那裡以盛產帶有萊姆病的壁蝨聞名。他在挪威做了血液檢查，發現他的免疫系統起了反應，但當地的醫師不熟悉萊姆病，只叫他服用盤尼西林。史奈德堅持要醫師開立專治萊姆病的抗生素「去氧羥四環素」。他都還沒覺得不舒服，身上的感應器就已發現異樣，所以他能及早診斷，得到正確的治療。他回到美國，再次做血液檢查，確認罹患萊姆病，他確實被麻州的壁蝨咬過。

使用穿戴式裝置提供的追蹤數據，照理說用途遠不只於此。史奈德的團隊，以及其他幾個團隊，正在研究穿戴式體適能偵測器能否及早發現新冠肺炎感染。在這項研究計畫，研究人員必須開發能察覺心率與血氧濃度數據變化的演算法，這兩項都能以市售穿戴式裝置追蹤。史奈德說：「就是追蹤每個人的正常值，我們能在病患自己發現之前，就先察覺患病的跡象。」在早期的實驗，三分之一的病患在症狀尚未出現之前，就在史奈德團隊的幫助之下及早發現患病。還有三分之一的病患，是演算法在症狀顯現的同時察覺患病。至於其餘的三分之一，演算法是在症狀顯現之後才發現異樣。這個系統適用於各種裝置，Fitbit、Garmin、Apple Watch 皆可用。裝置只要能夠頻繁量測心率，察覺異常即可。史奈德希望這項技術很快可以向智慧型手機發送推播通知，通知使用者可能罹患新冠肺炎，也許就能減緩疫情擴散。

Google 於二〇一九年以二十一億美元買下 Fitbit。Fitbit 目前也在進行類似的實驗。Oura Health 生產裝有多項感應器的戒指 Oura。美國國家籃球聯賽目前使用 Oura，追蹤球員與工作人員的心率與體溫。PGA巡迴賽也使用位於波士頓的新創公司 Whoop 研發的類似的手環，在高爾夫賽事期間，追蹤球員、桿弟，以及媒體人員的數據。這些重要的早期壓力測試，是史奈德追求精準醫療的重要環節。他說：「這很重要。」

問題還是很多。雖然史奈德的新冠肺炎演算法能在病患的症狀浮現之前，就察覺病患感染新冠肺炎，但穿戴式裝置提供的資料，仍有誤導之嫌。例如演算法可能將另一種疾病誤認為新冠肺炎。而且演算法也不可能掌握情境資料。史奈德開玩笑說：「說不定你正在看恐怖片，說不定你壓力很大，系統仍會發出警報，所以要放在情境裡看。」大家逐漸適應越來越詳細的隨選健康資料，也不斷學習正確解讀資料代表的意義，據此做出正確的行動，在過程當中也難免遇到這些問題。

如同許多醫療領域，精準醫療也因新冠肺炎而迅速變化。七年前，史奈德開始研究市售穿戴式裝置的用途，當時這種裝置的市場相當巨大，但大多數人並未充分利用這種裝置。他說：「當時的人只是把穿戴式裝置當成追蹤體適能的工具，就是看看自己跑了幾步，偶爾看看自己的心率，三個月後就束之高閣。」現在百分之二十一的美國人經常配戴追蹤體適能的手錶或手環，其中有一半的人願意將自己的資料，與健康研究人員分享。如果史奈德與其他機構的同僚透過新冠肺炎研究，能讓大眾相信，這些不起眼的金屬與塑膠玩意，其實是不可或缺的健康配件，使用人數就可望大幅升高。

史奈德的新冠肺炎研究之所以能順利進行，除了穿戴式裝置大量普及之外，也因為我們處理穿戴式裝置蒐集的資料，以及解讀資料的能力大有進步。全球兩家最大的科技公司，在這方面已有動作：蘋果於二〇一四年九月，推出醫療應用程式的軟體開發工具 HealthKit。Google 在一個月後推出自家的健康追蹤平台 Google Fit。透過這些平台，各種應用程式得以連結智慧型裝置與穿戴式裝置的感應器，而且重要的是還能解讀這些裝置蒐集的資料。解讀資料的能力，可能就是生與死的關鍵。Apple Watch 自二〇一五年推出以來，不時因為救人一命而登上媒體。每一次登上媒體，都讓人看見史奈德設想的未來醫療正在實現。

現在這些健康資料，多半還是鎖在個別裝置裡，除非醫師與健康服務廠商能持續存取這些資料，加以處理，否則這些資料的用途仍非常有限。但將來我們去看醫生，可能同時也會參考病歷，裡面含有穿戴式裝置多年蒐集的資料，同時結合詳細的個人組學圖譜。史奈德說：「這些資料並不能取代醫師，而是要與醫師攜手合作。」能處理大量匿名病患資料的演算法，除了可以自動分析資料，也能辨認出模式，在病患發現自己生病之前，就先察覺異狀，並通知醫師做進一步檢查與必要的治療。

如果你夠有錢，現在已經可以享有這種未來。二〇一五年，史奈德等人一同創辦了 Q Bio 公司，宣稱要以大數據分析工具，提供客戶詳細的個人健康報告。一次服務的費用是三千五百美元，並不便宜，但史奈德相信，長期而言費用會大幅降低。費用下降之後，史奈德所形容的組學圖譜，就有可能成為醫療機構的新標準。在未來，醫師的診療室將從我們生病就診的地方，變成協助我們維護健康的地方。現在的個人化醫療成本令人望而卻步，但也許不久之後就會下降。史奈德說：「目標是大量普及，我們希望能將這種服務大量普及。」

這並不容易。二〇一九年四月，位於西雅圖的基因檢測與個人健康顧問新創公司 Arivale 倒閉。這家公司表示，公司服務的成本，與客戶願意或能夠支付的價格之間，存在巨大差距。Arivale 的旗艦方案於二〇一五年推出之時，費用為一年三千五百美元，但在這家公司倒閉之前，大多數的客戶是每月支付九十九美元，訂閱基因檢測與健康顧問服務。每年超過一千美元的費用，還是讓大多數人望之卻步。儘管如此，這家公司在存續期間，仍然吸引了超過五千萬美元的資金。支持這家公司辛苦經營的願景的人，對於精準醫療的好處仍深具信心。業界機構「全球健康研究所」估計，全球的預防與個人化醫療業的價值，已超過五千七百五十億美元。但比起可望在二〇四〇年之前，超過十八兆美元的全球衛生支出，仍是微不足道。精準醫療想擁有相當的市占率，必須增加病患人數，降低成本。

精準醫療想普及化，除了要改變輿論外，還要解決其他更困難的問題。史奈德說：「在美國，誰也不會花錢幫你維持健康。一位醫院的院長告訴我：『得要有人走進醫院，我才能賺到錢。』所以我們要在整個體系提供誘因。」在這方面，他和同領域的同僚，卻是無能為力。畢竟醫療體系向來保守，改變往往很緩慢。但史奈德還看見另一個重大障礙：病患資料的解讀與處理。他說：「病患資料必須讓你與你的醫師都能看懂。」他拿汽車當作比喻，汽車的引擎罩下方可能有四百個感應器。「但儀表板上不會有四百個螢幕。我認為未來的醫療也是如此。大多數的醫師看不懂病理報告，但還是看得懂摘要。我們正在蒐集各種複雜的資訊，彙整起來，整理成醫師與消費者都能理解的格式。」這個環節要是沒做好，正確的資料也有可能變得太龐雜，太空洞。

如此詳盡的醫療資訊，只要使用智慧型手機這種普遍的裝置，即可立即取得。也有人因此批評史奈德，認為他所設想的未來，會製造大規模的疑病症。他說：「每個人應該有權利決定，自己要接收多少資訊。」但還是有一個問題。如果某人有一種基因突變，因此罹癌機率較高，史奈德認為此人最好能得知這項資訊。「我覺得資訊太有價值了，但必須妥善運用。」史奈德說，跟他合作的一百〇八名病患「非常積極」，但即便如此，還是要審慎評估研究結果揭露的方式，尤其是如果研究發現，一名病患帶有可能無法治癒的基因突變。他說：「我們確實告訴了病患，因為他們想知道。忽視能救人的資訊是很不應該的。我們現在做的，就是讓病患知道該知道的資訊。」

資料蒐集的另一個問題，是所有權與控制。安永會計師事務所估計，僅僅是英國國家健保局（NHS）所持有的病患資料，每年能節省的作業成本與病患的醫療給付，足足有九十六億英鎊。價值不僅在於資料本身，也在於資料的用途。在未來幾年，英國國家健保局所持有包含全基因組定序的病患紀錄總數，將從目前的十萬份，增至超過五百萬份。在病患的同意之下，這些資料可由獲得許可的第三方加以分析。「外界對我最大的批評，就是隱私權：誰擁有這些資料？」史奈德說，「我覺得個人擁有資料。每個人都擁有自己的資料。」但現實情況較為複雜。仍在演進的資訊時代史告訴我們，我們就算擁有自己的個人資料，也難以控制這些資料。例如，臉書也許堅稱你擁有自己的資料，但臉書也認為從你的資料衍生出的任何見解，都屬於臉書的資產。Google 也一樣。Google 的母公司 Alphabet 擁有 DeepMind。DeepMind 是全球頂尖的人工智慧研究公司，專門分析醫療資料。此外，臉書執行長祖克伯與妻子普莉希拉．陳於二〇一六年創立的陳和祖克柏基金會，即以治癒一個人一生中所有的疾病為目標。

矽谷會對醫療感興趣，其實並不奇怪。這些公司是建築在資料的基礎之上，現在純粹是在追逐下一個大熱門。安永會計師事務所的分析顯示，一份電子病患紀錄的價值，只略高於一百英鎊。而 Ancestry、23andMe 之類的基因組資料整合業者所持有的每位病患的紀錄，價值約為一千五百英鎊。但這些公司只分析基因組樣本，而非全基因組定序，因此病患紀錄潛在的價值應遠高於此。每位病患的電子紀錄加上基因組資料的價值，估計高達五千英鎊。如果說現在的醫療資料是一座金礦，那未來的醫療資料的價值，絕對是截然不同的等級。資料的大挖掘，也才剛起步而已。

第三章

從每一顆細胞了解人體地圖

細胞是很神奇的東西。細胞是生命最小的單位，由英格蘭博學家羅伯特・虎克於一六六五年發現，以基督教僧侶居住、冥想的小格狀房間命名。沒有這些保護膜包圍的小格狀的細胞質，就不會有生命。細胞至少在三十五億年前就出現在地球，賦予所有生物生命，從單細胞細菌到人類都是如此。僅僅是你的大腦，就由八百億個細胞組成。細胞無所不在，但我們對於自己體內的細胞卻所知有限。

二〇一六年十月，由全球科學家組成的團隊宣布，要蒐集有史以來最大量的資料。這項「人類細胞圖譜計畫」有個偉大的目標：為每一個人類細胞，製作詳盡的參考圖。他們並不是要製作三十七兆個細胞的參考圖。你的身體是由幾千種不同的細胞類型與細胞狀態組成，很多會出現不只一次。這個計畫是要研究人體的器官、組織與系統。莎拉・泰希曼是維康桑格研究所細胞遺傳學主任，也是人類細胞圖譜計畫的創始人與主要領導者。她認為這項計畫就像是 Google 地圖。我們現在對於人類細胞與組織的理解，就像以縮小地圖的方式，觀看整個大洲。泰希曼希望將解析度拉高到「街景」等級，科學家就能以清晰的解析度，觀看一棟房屋，也就是一個細胞。為了達到這個目的，人類細胞圖譜計畫使用過去十年研發並普及的創新技術，也就是單一細胞基因組學與空間基因組學「放大顯示」，以理解人體各種細胞的功能。

辨認細胞種類的傳統方式，是用顯微鏡觀察細胞的形狀。這種方法非常緩慢，而且嚴重受限，例如研究人員只能看出肌細胞與骨細胞的差異。但僅僅是肌細胞，就包含許多不同的種類：有些肌細胞能讓你行走或揮手，有些肌細胞能讓你的器官起伏悸動。解析度有限，理解也就有限。

可以想像成水果冰沙與水果沙拉。我們現在觀看細胞，是一次觀察數十萬個細胞，評估這些細胞的基因表現價值，研究人員也就能了解細胞功能。這種方法聽起來有些不精確。簡單說就是一團混雜，很像水果冰沙。研究人員運用單一細胞基因組學，能將每一種水果單獨呈現，每一塊草莓、覆盆子、香蕉與藍莓都獨立呈現，再結合空間基因組學，就能告訴你草莓的旁邊是香蕉，這樣就能逐漸得知冰沙裡究竟有哪些水果，還能知曉水果之間如何互動，又會如何影響鄰近的水果。從一團混雜的水果冰沙，到擺盤精巧的水果沙拉，人類細胞圖譜計畫的目的，是呈現完整的細胞與組織的架構。人類細胞圖譜計畫之於細胞及組織，就如同人類基因組計畫之於ＤＮＡ，就是製作一個參考圖，把每一個人放上去比較。

「想想我們的皮膚，」泰希曼以我們已經很熟悉的一種組織為例，「皮膚分為很多層。」在靠近我們皮膚組織的最底層，小小圓圓的基細胞生成。基細胞在這裡分裂，自行推升到皮膚表面，取代死亡的老細胞，這些老細胞隨即脫落。泰希曼說：「我們若不了解這種簡單的組織的架構，就無法徹底理解功能。」但還有很多細胞類型與組織仍是個謎。以子宮內膜為例。子宮內膜是子宮內裡的黏膜，在月經週期逐漸變厚，準備迎接可能來臨的胚胎。她說：「人類細胞圖譜計畫開始之前，我們對於子宮內膜所知甚少。有些東西我們研究得很深入，有些並沒有研究得很詳細。」了解子宮內膜組織的架構，就會知道子宮內膜在女性生命各階段的變化，不僅是月經週期與懷孕期，也包括好幾十年的期間。如此也就能了解，哪些細胞與細胞群體與老化、疾病有關。

二〇二〇年九月，人類細胞圖譜計畫的研究團隊，發表了人類心臟的第一個細胞圖譜。他們使用十四位捐贈者的健康心臟，研究將近五十萬的個別細胞，檢視每個細胞有哪些基因發揮作用。這項研究揭露了心臟各區域的細胞類型與細胞習性的主要差異，進而得知健康的心臟如何形成，有朝一日可望發展出更精準、更成功的心血管疾病療法。史上最詳盡的人體圖譜終將問世，細細揭露一個個細胞、一個個組織、一個個器官。這項研究雖然還在初始階段，卻已有傲人的成果。

二〇一九年十二月三十一日，中國湖北省武漢市的武漢市衛生健康委員會宣布，該市出現二十七起肺炎案例，起因不明。唯一的線索是販售魚類與活體動物的武漢華南海鮮批發市場。市場於隔日關閉。病患出現各種症狀：發燒、乾咳、呼吸困難，第一批病患當中，有七位出現嚴重症狀。二〇二〇年一月九日，確認一種新的冠狀病毒出現，後來命名為 SARS-CoV-2，不僅是引發新冠肺炎的病毒，也是這二十七起肺炎案例的起因。一天之後，中國研究團隊完成 SARS-CoV-2 的基因組定序，並公開發表。一月十一日，一名六十一歲的男子成為死於這種神祕新疾病的第一人。中國當局當時表示，沒有人傳人的證據。二週過後的一月二十三日，整個武漢市連同超過一千一百萬人遭到封鎖。此時已有十七人死亡。

全世界為了對抗一個世代最嚴重的公衛危機，被一分為二。為了遏止新冠肺炎的擴散，幾十億人被迫封鎖，經濟與社會活動全面停擺。這種粗糙的疾病防治方法，可以追溯到十五世紀。當時義大利各城邦強制隔離染上瘟疫的人。在這幾百年間，科技的發展幾乎無法想像，但我們面臨最新爆發的疫情，卻再度啟用中世紀的辦法。但在其他許多方面，全球對於新冠肺炎疫情的回應，也讓我們看到醫療短期的未來發展。人類細胞圖譜計畫的研究團隊，除了迅速完成新冠病毒的基因組定序之外，也揭露新冠病毒如何攻擊人體的一個個細胞。這兩者的結合，讓治療方法、圍堵策略，以及疫苗得以迅速問世。

阿維芙．瑞格夫是計算生物學家，也是人類細胞圖譜計畫的領導人之一，目前是瑞士製藥巨擘羅氏的生物科技部門的研究與早期發展主管。她說：「你問的第一個問題是：病毒接觸到宿主時會怎麼樣？然後要研究宿主感染病毒的情況。」全球發現新冠病毒僅僅幾週之後，瑞格夫與同僚運用人類細胞圖譜計畫蒐集來的資料，整理出可能感染新冠病毒的細胞清單。要製作清單，必須參考兩種資料：未感染新冠肺炎病毒者的組織樣本資料，以及已感染新冠肺炎病毒者的組織樣本資料。「一開始是傳染的問題：哪些細胞會先感染？」瑞格夫說：「然後是發病的問題：病毒可能會鎖定身體的哪些部位？接著是流行病學的問題：年長者罹患重症的機率，為何高於年輕人與兒童？然後，一旦感染病毒，受到感染的是某些細胞：某些人的病程發展迅猛得出奇，是不是與這些細胞有關？我們用人類細胞圖譜計畫，一一回答這些問題，也得到不錯的答案。」

為了得到這些答案，研究團隊必須找出新冠病毒用以感染宿主的分子。新冠病毒會與受體分子結合。受體分子附著在人體許多種類的細胞表面，包括心臟、腸，以及肺部的細胞。這種受體分子叫做ACE2，能控制血壓、發炎，以及傷口癒合。但病毒要進入細胞，需要一種叫做輔蛋白酶的分子。人類細胞圖譜計畫顯示，輔蛋白酶有很多種，所以新冠病毒才會如此容易傳播。

瑞格夫與同僚研究未感染新冠肺炎者的二十五種不同的組織樣本。她說：「我們研究了他們的腸、肝、肺、鼻道、眼睛、心臟、胰臟、膀胱、睪丸、前列腺、腎臟、大腦、乳腺組織、血液與骨髓、扁桃腺、皮膚、脂肪組織、腹膜組織、骨骼、淋巴結，還有各種腫瘤與卵巢。」僅僅是第一次分析，他們就檢視了七百五十個樣本以及四百萬個細胞。他們的研究證明，新冠病毒理論上可以寄宿在腸、肝、鼻道、氣道、眼睛、胰臟、膀胱、睪丸、前列腺、腎臟、大腦、胎盤的細胞內。「我們研究得出這些結果的時候，還沒有公開發布的新冠肺炎神經系統症狀，」瑞格夫說，「現在有了。」

瑞格夫的研究結果，一次又一次呼應第一線醫師在病危病患身上所看見的現象。她說：「我們從未以這樣的角度，檢視整個人體，深入每一個細胞，每一個組織。」她與團隊發現，肺臟、心臟等器官的細胞感染新冠病毒，可能與血管有關。醫院裡止血困難，或是有凝血問題的重症病患，也呼應了這項研究結果。這項研究也解開了年齡的謎團。她說：「三歲以下嬰幼兒肺部的ACE2濃度，尤其在重症爆發的肺部深處，是低到幾乎不存在。年長者的ACE2濃度則是高得多。」所以兒童即使感染新冠肺炎，重症的機率也不高，因為病毒最有可能附著在鼻道與腸的細胞上，卻很難深入肺部深處。

瑞格夫與團隊完成第一階段的研究，接著檢視新冠肺炎病患的樣本，以追蹤病毒在人體內的進程。他們蒐集病患氣道內側的血液與組織樣本，最後也研究驗屍報告裡的血液與組織樣本。他們依據這些樣本，發表了史上第一份新冠肺炎重症患者人體組織的個別細胞分析報告。在這個階段，人類細胞圖譜計畫的資料才開始展現價值。瑞格夫說：「我們真的看見受到感染的細胞。我們看得見細胞裡面的病毒核糖核酸（RNA），所以可以研究同一個人的兩個細胞，一個有病毒，另一個沒有病毒。我們可以將這兩個細胞拿來比較，就能了解病毒對細胞的影響。這對於想了解病毒感染的醫師與生物學家，還有想開發更好療法的製藥商都有益。」

理解新冠病毒對於個別細胞的影響，是理解哪些療法無效的關鍵。在新冠疫情爆發初期，有人提出以抗瘧疾藥物羥氯奎寧治療新冠肺炎。之所以有這樣的聲音，是因為研究顯示，羥氯奎寧能抑制一種會讓新冠病毒進入肺部細胞的酵素。問題出在哪裡？這項研究所用的細胞，是非洲綠猴的腎臟細胞。科學研究使用所謂的綠猴腎細胞是常有的事，但用來研究新冠病毒，卻會誤導研究人員與政策制訂者。後來以人體細胞做實驗，才發現羥氯奎寧無法防止病毒進入人體。這條路根本行不通。這個結論還是花了大把時間與金錢，做了臨床實驗與研究得到的結果。僅僅是美國，就儲備了三千一百萬顆羥氯奎寧藥丸，作為治療新冠肺炎之用。結果全都沒用。

瑞格夫與團隊為人類細胞圖譜計畫整理的資料，在不遠的未來，能讓醫治新冠肺炎患者的醫師，做出更好的決策。醫師分析一份血液樣本，就能聚焦在特定的生物標記。「做過這種研究，就會知道我們應該以非常高的精確度來衡量特定基因的狀況。」醫師完成血液分析，就會知道兩位年齡相同、擁有相同風險特性，幾乎完全一樣的病患，一位會復元得非常快，另一位的病情則很快就會嚴重惡化。瑞格夫說：「擁有高解析度資料，就能做到這些。即使遇到以臨床標準來說，非常類似的兩名病患，你也能更準確預測未來病情的走向。」製藥業也能詳細了解療法與疫苗要對付的對象，從個別細胞的角度，理解該如何指揮我們的免疫系統擊敗病毒。疫苗研發通常需要至少十年的時間。各廠牌的新冠肺炎疫苗，則是僅需不到一年就開始生產。

將這個過程擴大到新冠病毒之外，就不難看出個別細胞資料在未來的醫療體系，扮演的角色有多重要。瑞格夫說：「你的基因組是固定不變的，細胞卻是一直在改變。」即使是現在，我們就診可能都會採集唾液、尿液或血液樣本。單一細胞的資料，可以改變醫師從這些樣本中得到的資訊。泰希曼說：「我們現在使用的技術，包括單一細胞基因組學，還有製作組織切片圖譜的空間法，在十年後，二十年後，將會用於診斷。所以以後醫生採集你的血液樣本，要做的並非血球計數，而是血液的單一細胞基因組研究。」例行的健康檢查，將成為蒐集大量應採取醫療行動的病患資料的機會，進而及早發現疾病徵兆，並依據個人需求，而非以群體為根據的推斷，規畫更適切的治療方式。瑞格夫說：「我們的細胞不只蘊含我們的基因組的影響，也包括我們所經歷的一切的影響。從細胞可以看出我們目前經歷的一切，也許還能預測我們以後會發生的事情。在未來，細胞資料會變得跟我們的基因組資料一樣重要，在某些情況甚至更重要。」

新冠肺炎雖然重創全球醫療體系與經濟體，卻也為世人指出未來的道路，凸顯出我們迫切需要更為個人化的醫療。瑞格夫說：「我們看見人類與一項變數互動的變化程度。」新冠病毒在全球擴散的過程中，基因的變化微乎其微。但新冠病毒感染各年齡、各種族的人，也凸顯了人與人之間的差異，暴露出不分對象、一體通用的醫療方式的缺陷。瑞格夫說：「這是全世界規模最大，也最悲哀的臨床實驗。但我們能運用疫情做的，就是竭盡全力改善現況，打造更好的未來。新冠肺炎在不同的人身上呈現截然不同的病程。我們必須了解原因，才能控制疫情。」

人類細胞圖譜之類的計畫，持續提供更多可供分析的資料，其他團體則是發展出解讀資料的新方式。BenevolentAI 是總部位於倫敦的新創公司，使用人工智慧研發新藥。新冠病毒是這家公司的技術的重大考驗。BenevolentAI 的系統能搜尋大量的學術論文與科學文獻，找出僅憑人力就有可能忽略的關連，進而得知需要開發怎樣的新藥。BenevolentAI 的研究團隊面對新冠病毒，必須重新調整系統，尋找已經存在的潛在療法，也就是在已獲核准、可用於人體的藥物中找出所謂的「標示外用途」。

BenevolentAI 資料科學副總裁艾莉克斯・拉寇斯特說：「我們可以找出新的關連。一個人的人力去做，需要花很久的時間，因為必須細細檢視幾十億筆互動資料。用機器做就快得多。」這些互動是一種叫做「知識圖譜（knowledge graph）」的大型資料庫所蘊含的資料。知識圖譜蘊含了基因、標靶、疾病、蛋白質與藥物之間超過十億種的關係。BenevolentAI的研究團隊為了搜尋這個資料庫，使用專門訓練的人工智慧助理，這群助理有一種超強能力，能在真實製藥資料的大海中撈針。前提很簡單：在浩瀚的學術論文與文獻當中，必定有不少為人所遺忘，或是忽略的重大發現。用人工智慧分析資料，新發現就會自動現身。

BenevolentAI使用自然語言處理，不只要找出學術資料與製藥資料的關鍵字，也要理解這些關鍵字的意義與脈絡。如此這家公司即可深入探究資料，製作疾病、基因、生物程序，以及潛在療法的詳細圖譜。針對新冠病毒，拉寇斯特與同僚跟BenevolentAI的藥理副總裁彼得・理察森合作，分析資料，找出資料與疾病之間可能存在的關連。系統一旦認識新冠病毒，理解新冠病毒如何攻擊人體，就能開始找出新冠肺炎與特定基因之間的關連。

BenevolentAI的新冠病毒研究並非自動化，而是刻意安排成合作模式。拉寇斯特說：「系統會找出知識圖譜中相隔很遠的因素之間的關連，但也會做出很多愚蠢的決策。所以還是需要跟人合作，借重人的專業與創意。」拉寇斯特與同僚運用人才與人工智慧的結合，很快就發現也許能治療新冠肺炎的藥物：美國製藥公司禮來生產的抗炎藥巴瑞替尼（baricitinib）。二〇二〇年十一月，美國食品藥物管理局發給巴瑞替尼緊急使用許可，可用於治療住院的新冠肺炎患者。若沒有人工智慧的天眼相助，研究團隊就不可能發現巴瑞替尼的妙用。

新冠肺炎的研究，讓我們看見人工智慧系統對於新藥開發的助益。拉寇斯特說，關鍵在於人工智慧所能探索的範圍究竟有多廣。她說：「製藥業通常只看局部。他們通常只著重治療區域。」相較之下，人工智慧的能耐，遠遠超越人類大腦。拉寇斯特說：「我們開發的第一個機器學習演算法，叫做張量分解（tensor factorisation），跟 Netflix 推薦作品的原理是一樣的，就是在矩陣中代表每一個使用者與每一部電影。」矩陣裡有兩個人，兩個人都喜歡同樣的四部動作片。如果兩人當中的第一人後來看了第五部動作片，覺得很喜歡，那第二人應該也會喜歡。「我們用類似的方式研究基因與疾病。我們能找出疾病、基因或藥物之間的相似之處，用的方法就跟你找出電影或電影喜愛者之間的相似之處一樣。」這個例子比較簡化，但原則是相似的。除了新冠肺炎之外，BenevolentAI 的技術也已用於開發帕金森氏症與運動神經元疾病的新藥。兩種新藥均已展開臨床實驗。之所以能順利開發新藥，是因為找出先前無人發現的新化合物，它與這兩種疾病相關。

這種系統的好處，在於不僅能救命，還能節省時間與金錢。研發新藥需要大量時間與金錢。投入的成本太高，所以新藥的價格堪比天高，難以普及，製藥公司也因此變得過於保守。一款新藥獲得許可的平均成本為二十六億美元，每十種新藥當中，就有九種無法獲得主管機關許可。阿茲海默症新藥無法獲得許可的機率，更是高達百分之九十九．六。拉寇斯特說：「降低失敗率的關鍵之一，是找到新的研究管道。」將人工智慧系統多多用於新藥開發，就能找到更好的治療標靶，進而改善藥物本身，降低失敗率。如果一開始選擇正確的標靶，就能避免失敗，免得成本變得太高。這就是BenevolentAI大部分的機器學習系統著重的焦點：及早發現錯誤，趁早解決。「製藥業通常追逐相同的目標，」拉寇斯特說，「人工智慧可以找出達成目標的新方法。」

第四章

改造人體免疫系統治療癌症

康納．麥克馬洪十五歲那年，已經擊敗癌症兩次。他是個頗有天分的曲棍球球員，在美國喬治亞州亞特蘭大北邊的小城市康明市長大。他用了十二年的光陰，對抗急性淋巴母細胞白血病。他捱過六年的化療，住院治療八次，在醫院住了八個禮拜，前往癌症中心就診一百三十六次，動過四次手術，做過二十三次骨髓抽吸，做過四十次腰椎穿刺，服用幾千顆藥。到了二○一五年夏季，他終於迎來黑暗後的曙光。他做完最後一次化療，完成後續的血液檢查，想確認有無癌症復發的跡象。每個月血液檢查的結果一切正常。不料在二○一六年六月，又發現異常。又做了一些檢查。然後電話響起。

康納的父親唐恩說：「他的腫瘤醫師打電話給我。他說：『我就直說了，癌症復發了。』我無法接受。」預後不佳。康納唯一的選擇是骨髓移植，未來十二個月才能有百分之三十的存活率。「美國南方最好的兒童醫院的腫瘤科主任對你說，你兒子十二個月之後就會死，聽起來真的有點傷心。」唐恩說，「他說：『重點不是生命的長度，而是品質，我們真的無能為力。』我都崩潰了。」

壞消息還會接踵而至。檢查發現康納歷經六年的化療，已經失去生育能力。那天晚上，唐恩在鄰居家喝酒，手機卻開始叮噹作響。他先前為了記錄兒子的抗癌旅程，與有同樣遭遇的兒童分享心得，成立了「康納的希望」臉書專頁。現在接二連三收到一位臉書好友的訊息。唐恩隔天早上醒來，看見前晚有人傳給他的影片，宿醉立刻煙消雲散。影片裡的女孩就像康納，只剩下幾個月的生命，接受一種對抗癌症的實驗性療法。這個女孩跟康納一樣，也罹患急性淋巴母細胞白血病，也就是最常見的兒童癌症，而且她在幾天之內，就一路從鬼門關邊緣，完全擺脫癌症的魔掌。「我走進康納的房間叫醒他。我們一起看了影片，他說：『我要這個。』」

影片裡的女孩是艾蜜莉．懷亥德。她跟康納都是不幸罹患急性淋巴母細胞白血病的孩子。最常見的急性淋巴母細胞白血病的緩解率是百分之八十五。艾蜜莉與康納卻是那剩下的百分之十五。艾蜜莉的病情也跟康納一樣非常猛烈，十六個月的化療全然無效。在病情的最高峰，她血液裡的癌細胞每天增加一倍。她的狀況已經不可能做骨髓移植，作用強烈的化療沒有擊垮她的癌症，卻幾乎擊垮了她。醫師告訴她的父母，她的病情已是末期。那年她六歲。

艾蜜莉的父母就像許多癌症病童的父母，不願接受女兒的命運。但各項研究都給出同樣的結論：無能為力。後來，他們聽說有一種臨床實驗，能將艾蜜莉的免疫系統，變成一種打擊她所罹患的癌症的強大武器。二〇一二年四月，艾蜜莉完成登記，成為接受一種名為「嵌合抗原受體T（CAR-T）細胞療法」的新型實驗性免疫療法的臨床實驗的第一位小兒科病患。這種療法由賓州大學臨床團隊提供，從未在兒童身上測試過，也無從得知能否有效抑制艾蜜莉又急又猛的血癌病情。但這是她唯一的希望。

這種療法是合成生物學的最尖端。這是全球第一款活體藥物，代表著科學技術的突破，將艾蜜莉的免疫細胞，改造為強大的癌症殺手。要做到這一點，必須移除數百萬個艾蜜莉的T細胞，也就是一群名為淋巴細胞的白血球的一部分。醫師再輸入新的基因指令。這種方法使用一種經過變更、但已鈍化的人類免疫缺乏病毒（HIV），作為遞輸嵌合抗原受體T細胞的載具。

使用T是理所當然的選擇，因為HIV鎖定T細胞極為精準。HIV在正常情況會改造T細胞，製造更多HIV，並關閉整個免疫系統。但HIV的索命機制，也正是救命的本事。改造後的HIV成為遞輸嵌合抗原受體T細胞的載具，將新的基因指令輸入艾蜜莉的T細胞，要T細胞鎖定CD19，也就是一種位於致癌的B細胞表面的蛋白質，並殺死CD19。這些經過加工的T細胞，又稱嵌合抗原受體細胞（所以叫做嵌合抗原受體T細胞療法），再放回病患的血液之中。嵌合抗原受體細胞的名稱源自希臘神話中上半身像獅子，中間像山羊，下半身像蛇的會噴火的怪物「奇美拉」。在這個例子，研究團隊製造了一隻分子奇美拉：細胞外部是抗體，細胞內部是T細胞指令區域，全都包裹在HIV的外殼裡面。

然而，這並不是藥。傳統定義的藥物是沒有生命的，進入你的身體，發揮作用之後再散去。效果是暫時的。嵌合抗原受體T細胞則是有生命的。如果一切順利，每一個殺手T細胞可以消滅一萬個癌細胞。身體變成戰爭地帶，病患的免疫系統全力向癌症進攻。這正是所謂的個人化精準醫療：改造病患自己的細胞，殺掉占領身體的癌症。在病患幾乎失去希望之際，再給他們一個活下去的機會。

艾蜜莉在費城兒童醫院接受治療，幾天之後嚴重高燒。高燒是免疫風暴的症狀之一，也是嵌合抗原受體T細胞療法一種可能致命的副作用。艾蜜莉的免疫細胞為了消滅癌症而活化，同時釋出大量自然化學物質，因而引發高燒。她的體溫升高至攝氏四十一．一度。一連兩個禮拜，她藉助呼吸器呼吸，陷入昏迷，與死神拔河。親朋好友紛紛來到床邊向她道別。在最後一刻，血液檢查發現她的某一種細胞激素異常大增。醫師緊急聯繫醫院藥房，索取通常用於治療類風濕性關節炎的免疫抑制藥「托珠單抗（tocilizumab）」，希望穩住艾蜜莉的免疫系統。用藥後的幾小時之內，艾蜜莉的狀況開始穩定。在她七歲生日那天，她醒了過來。八天之後，醫師宣布她抗癌成功。她現在十五歲了，依然享有無癌的美好歲月。

二〇一六年十月，康納前往位於北卡羅來納州杜蘭的杜克大學兒童醫院，接受與艾蜜莉相同的臨床實驗。他也跟艾蜜莉一樣發高燒。唐恩說：「他第一天就發高燒，第二天是攝氏四十度。後來又到四十．六度、四十一．一度，最高到四十一．八度，一連三天都沒降溫。他有幻覺，他歇斯底里。然後他又開始降溫，不到一天就從四十一．八度，降至三十七．一度。隔天就能起身走動。」康納跟艾蜜莉一樣，接受治療幾天之後，徹底擺脫癌症。三十天之後，熱愛曲棍球的他又重返冰上。這種療法在兒童身上奏效，這一點非常重要。嵌合抗原受體T細胞的作用極強，又還在實驗階段，也引發難以控制的疑慮。有了艾蜜莉與康納的成功案例，這種全新療法突然有了成為主流的機會。

二〇一七年六月，唐恩飛往華盛頓特區，向食品藥物管理局的委員發表演說。這群委員要決定是否核准嵌合抗原受體T細胞。倘若核准，嵌合抗原受體T細胞會是第一款得到食品藥物管理局核准的基因療法。唐恩回憶往事，說道：「我說完之後，看見全部的委員潸然淚下。康納真的可以說是這種療法的先驅。」二〇一七年八月三十日，食品藥物管理局核准Kymriah。Kymriah是賓州大學研發的抗癌品牌藥，現已授權瑞士製藥巨擘諾華生產，在美國亦可用於治療兒童與年輕成人的急性淋巴母細胞白血病。二〇一八年，這款藥物獲准於歐盟使用。但在我們的免疫系統變為癌症殺手的神奇故事中，這項核准只是最新篇章的結尾。

這則故事在一九九〇年代初期展開，製造嵌合抗原受體T細胞的卡爾．瓊恩與布魯斯．列文將HIV改造，以改變T細胞的DNA，用於治療帶有HIV的病患。他們當時任職於美國馬里蘭州貝塞斯達的海軍醫學研究中心。他們所用的創新技術，能有效防止病毒複製，進而增強HIV病患的免疫力。即使在當時，他們也覺得應該可以用類似的方法治療血癌。雖然看似難以實行，卻還是忍不住想要一試。科學界其他的人還得再過將近二十年，才會認真考慮這個構想。

二〇一一年八月，瓊恩與列文宣布，實驗性T細胞抗癌療法的第一批實驗成功。艾蜜莉與康納是率先登記參與臨床實驗的兒童。而最早參與實驗的三位成年病患跟這兩位小朋友類似，患有另一種會影響白血球的癌症「慢性淋巴球性白血病」。三位病患中的兩位接受傳統治療無效，接受嵌合抗原受體T細胞療法，病情卻大有起色。九年後，三位病患當中的兩位依然無癌。第三位病患則在接受嵌合抗原受體T細胞療法不久之後過世，但若能早點接受治療，也許還能健在。

嵌合抗原受體T細胞就像所有的癌症療法，也有缺陷。在艾蜜莉奇蹟似康復的同時，另一個孩子卻走向生命的終點。那是一名十歲的女童，同樣患有急性淋巴母細胞性白血病，同樣在費城兒童醫院接受治療。她接受嵌合抗原受體T細胞療法，原本反應不錯，卻在兩個月之後復發。她的癌症發生突變，殺手T細胞無力阻止。她最終死於癌症。

傳統癌症療法幾乎可以說是超級不精準，嵌合抗原受體T細胞則是精準無比。使用病患自身的細胞，病患的身體就不可能排斥治療，而且嵌合抗原受體T細胞還會釋放大量的免疫火力，因此病患住院的天數較少，不像化療一做就是幾年。康納只接受三個月的嵌合抗原受體T細胞療法，以及四天的化療、三次住院、住院十天、不到二十次門診、兩次手術、三次骨髓抽吸、三次腰椎穿刺，服用不到兩百顆藥。療效也相當持久。康納現在十九歲了，保持無癌狀態已經四年。二〇一八年發表的 Kymriah 臨床實驗結果顯示，百分之七十六的癌症病患存活至少一年，這在其他療法可是聞所未聞。在嵌合抗原受體T細胞療法問世之前，艾蜜莉與康納這樣的孩子，存活率趨近於零。現在的估計存活率，則是超越百分之八十三。

癌症是全球第二大死因，每六人就有一人將死於癌症。在二〇一〇年，也就是數據更新的最近一年，癌症的年度總經濟成本是一．一六兆美元。僅僅在英國，目前就有兩百五十萬癌症患者。人數在二〇三〇年之前，將達到四百萬。抗癌技術進步相當神速。一九七〇年代，診斷後的中位數存活時間是一年。現在則是超過十年。為了進一步延長病患存活時間，並治癒某些癌症，免疫療法是不可或缺的武器。

現為賓州大學癌症基因療法教授的列文說：「病患與家屬覺得使用自己的免疫系統對抗癌症，雖然必須經過改造，還是感覺自己能發揮力量。他們信任我們，把希望寄託在我們身上。這就像當太空人，進入太空艙，進入臨床實驗，感覺有點像發射到太空。希望可以平安回來，但誰也說不準。這些人真的是我們的先驅。他們是二十一世紀醫學的太空人。」但一趟往返太空的旅程可不便宜。一位病患使用 Kymriah，一趟療程就要花費四十七萬五千美元。若能換取一線生機，這個價格並不昂貴，但如此高的價格門檻，還是讓這種療法難以普及。因此在 Kymriah 得到美國食品藥物管理局核准之後，列文現正研究進一步發揮個人癌症治療的潛力，也就是量產。

如同許多個人化療法，Kymriah 也要面臨不少挑戰。首先，經濟模型是逆向的。大型製藥公司多半知道要如何開發威而鋼、復邁之類的產品，數百萬人都使用這些藥物治療同樣的疾病。Kymriah 的情況則是相反。第一，Kymriah 其實不算藥物，而是每個病患獨有的一群經過基因工程處理的細胞。而且要製造也是個問題。每一個 Kymriah 平均需要二十一天製造，製造過程非常勞力密集，而且相當專業，全世界只有少數實驗室有能力完成。

列文也是賓州大學「臨床細胞與疫苗生產中心」的創辦人兼主任，工作內容主要是評估嵌合抗原受體T細胞療法的新技術與製造法。關鍵在於自動化。僅僅是要將病患的細胞，變成癌症殺手，已經是複雜無比，因此自動化難如登天。首先要抽血，再將血液放入離心機高速旋轉，將T細胞分離出來。接著再將T細胞低溫冷藏，運送至諾華位於紐澤西的基地，進行改造工程。改造完成的T細胞再次低溫冷藏，送回醫院之後再解凍，注入病患體內。列文說：「自動化要完成很多作業。」自動化具有三大優勢：更精準、速度更快、成本更低。精準度提高，療效想必會更好。而速度變快、成本變低，則代表更多病患能享有嵌合抗原受體T細胞療法。在成本方面，整個過程成本最高的環節，是製造改造過的HIV病毒，當作此療法的遞輸載具。要克服這個難關，規律間隔重複迴文序列簇（CRISPR）之類的基因編輯技術若能有所突破，就再也不需要病毒載具。嵌合抗原受體，亦即CAR-T的CAR，也正在進行改良，以增強效力。研究團隊目前也在探討，為何某些病患對於嵌合抗原受體T細胞療法反應良好，有些則不然。

若要運用嵌合抗原受體T細胞對付實質固態瘤，而非只對付血癌，大量生產與加強效力就更為重要。列文說：「實質固態瘤牽涉到很多問題。」在血癌的情況，嵌合抗原受體T細胞鎖定攻擊的蛋白質CD19，是很理想的目標。CD19相對來說容易找到，因為只會出現在B細胞，不會出現在其他組織。唯一重大的副作用，是嵌合抗原受體T細胞會鎖定攻擊癌症的B細胞，也會鎖定攻擊健康的B細胞。幸好病患只要接受追蹤治療，即使沒有B細胞，也能快樂長壽。列文說：「要對付的如果是實質固態瘤，就很難找到類似的標靶。」這是因為，幾乎其他各種癌症的標靶，並不會表現在每一個腫瘤癌細胞上，不然就是也會表現在我們賴以為生的健康組織上。相較於骨髓與血液的癌症，其他類型的癌症較擅長隱藏。「你使用的療法也許抗癌效果很強，但也會有強大的脫靶副作用。」僅僅是要找到正確的標靶，就已經很不容易，要擊中標靶更是難上加難。實質固態瘤顧名思義就是實質的。要治療血癌，可以從很多角度切入，因此，遞輸改造後的T細胞的方式，也較為直接。但實質固態瘤卻有銅牆鐵壁的包圍。列文說：「一定要進入腫瘤內部，很像剝掉洋蔥的外層。」許多研究團隊目前正在尋找其他可作為標靶的抗原，以擴大T細胞對於每年奪走數百萬條人命的胰臟癌、卵巢癌、乳癌，以及前列腺癌的攻擊範圍。

這個領域可說是突飛猛進。從二〇一七年開始，嵌合抗原受體T細胞療法產業呈現爆炸性成長。如今全球各地有將近四百家嵌合抗原受體T細胞療法公司，幾百場臨床實驗正在進行，以求進一步擴大療法的適用範圍與精準度。僅僅在賓州大學兒童醫院的臨床實驗，就有超過七百位病患已接受嵌合抗原受體T細胞療法。在全球各地，更有數千名病患已接受此療法。治療量能也在持續增加中。

在二〇一一年的重量級研究出現之前，科學界始終將癌症免疫療法當成笑談，現在則是視為治療多種癌症的希望。之所以出現如此大的轉變，唯一的原因是科學界見證了血淋淋的細節，知道癌症的殺傷力為何如此強大。對於很多人來說，癌症是意外的打擊，是一種能躲開我們的免疫系統，多年來深藏不露的致命疾病。罹患普通感冒會流鼻水、頭痛，也許還會發燒。這些都是免疫系統發揮作用的效應。但罹患癌症，免疫系統卻什麼也不做。癌症會用盡辦法讓免疫系統失靈，或是躲過免疫反應。因此早期診斷相當不易，治療也往往要動用一連串無法區分癌細胞與健康組織的毒物。在T細胞能發揮作用之前，癌症就會躲開T細胞，一直躲在看不見的地方。嵌合抗原受體

T細胞能移除癌細胞的遮蔽物，將癌細胞拖到看得見的地方，用我們自己的免疫系統摧毀。

在未來，這個領域有所突破之後，醫師就能以更精準，更有效的療法，對抗更多類型的癌症，還能減少治療的副作用。但還得面臨嚴峻的挑戰。基因編輯雖可以進一步發揮免疫療法的功效，卻也充滿社會仍無法解決的道德爭議。列文說：「過去幾十年來，我們一直在藉助基因工程的力量。但要發揮力量，也必須盡到相應的責任。」二〇一九年，創造全球第一對基因編輯嬰兒的中國科學家賀建奎被判處有期徒刑三年。他修改一對雙胞胎女嬰的胚胎的基因，讓她們天生得以抵抗愛滋病。他公布消息之後，受到各界譴責。列文說：「賀建奎的事情，證明了也有人將這些方法用於不道德的用途。」他說，在新興的領域，絕對不能讓害群之馬影響大眾的觀感。以賀建奎的例子而言，他進行的實驗很危險，因為不夠精準。他鎖定的基因是正確的，但編輯的內容並非完全吻合與愛滋病免疫相關的突變。這種不精準可能引發長期的危險後果。這一步邁得太大，也太早，不僅在缺乏監督的情況下進行，也違反法令。列文說，這種高知名度的負面案例，可能會導致外界對於基因編輯作為精準醫療的工具產生誤解。「兩年前，我對我們的一位病患說：『你可曾想過你是一個GMO（genetically modified organism，基因改造有機體）？因為你現在就是。』」

在個人化精準醫療這個新興領域，列文與他的病患都是先驅。未來的免疫療法，將注入更精細的遞輸內容，能發揮許多功能，追蹤最頑強、最致命的癌症。「我認為療法就在我們自己的細胞中，」列文說，「幾億年來，免疫系統一直在演化，它們已經掌握了先機。」

第五章

培養人造腦治療大腦疾病

大腦若是與死亡的溫熱身體分離，很快就會分崩離析。隨著血液不斷流失，大腦從淡黃粉紅色，變成冰冷陰鬱的灰色。大腦會變成酸性的，開始侵蝕自己，因為腦細胞會在一種叫做液化的過程中瓦解。於是，幾分鐘之前還活著的大腦，在幾分鐘之後就會死亡，再也不可能復活。史丹福大學精神病學與行為科學副教授塞吉歐．帕斯卡說：「在我這個研究神經科學的人看來，死亡的大腦組織是沒有功能的。我聽不見那些神經元運作的聲音，也沒辦法問它們跟其他神經元的溝通出了什麼問題。」即使是最細心保存的大腦組織，也就是切成厚度不到兩公釐的半透明薄片的冷凍大腦組織，與活生生的大腦相比，還是相形失色。

這個造就我們之所以為我們的八百六十億神經元、數百兆突觸的器官，至今仍然是個謎。我們很了解個別的神經元與神經元的小型迴路，但即使了解，也無法回答看似簡單的問題。例如成千上萬的神經元如何一同運作，告訴你要微笑？你為何會看著天上的雲，就知道那是什麼？而且，還有很多困難的問題要回答：思覺失調症、自閉症，以及其他腦部疾病的遺傳原理是什麼？全球將近五分之一的人口罹患腦部疾病，但即使經過幾十年的研究，我們對於引發精神疾病的細部原因的理解，卻幾乎是原地踏步。帕斯卡說：「你研究各科的醫學，就會發現，治療能否成功，往往和能否接觸到相關部位的組織有關。」他說得對。例如精準醫療的進步，對於腫瘤學就影響甚鉅，因為更容易找到，也更容易鎖定癌細胞。然而在心理學，卻不可能拿到仔細研究所需的大腦組織。帕斯卡說：「心理學在這方面差得很遠。」

帕斯卡沒有正常運作的大腦組織可供研究，只好自己在實驗室從頭打造一個。聽起來很恐怖，其實一點也不。二〇一二年，日本幹細胞科學家山中伸彌憑藉醫學研究的突破，為再生醫學奠定基礎，因此榮獲諾貝爾生理醫學獎。他證明了確實可以讓時光倒流，讓發展成熟的細胞，回到卵一樣的狀態。帕斯卡說：「我們之所以感到意外，是因為我們向來以為這種發展是單向的。」舉個例子來說，山中伸彌發現了可以將皮膚細胞轉化為腦細胞的蛋白質。方法是將細胞暴露在富潛能幹細胞（pluripotent stem cells）的一組基因之下。富潛能幹細胞就是能製造其他細胞的主細胞。神奇的是，這些細胞一旦接觸富潛能幹細胞的一組基因，本身也會變成富潛能，意思是會變異成一種以上的細胞或組織。

這項突破發表之時，帕斯卡已邁入最後一年的醫學院學業。他立刻發現這種技術也能用於精神病治療。「可以取用精神病患的皮膚細胞，改造成富潛能幹細胞，再引導富潛能幹細胞變成神經元或大腦組織，我們就能以非侵入的方式，研究細胞的過程。如果這不叫精準醫療，我不知道什麼叫精準醫療。」帕斯卡的臨床專業是泛自閉症障礙，以及早發性思覺失調症。他開始研究能否用這種方法，以非侵入的方式，重新創造自閉症與思覺失調症患者的神經元，他就能細細研究這些疾病，以及這些疾病對於大腦的影響。

他研究提摩西氏綜合症患者的細胞。提摩西氏綜合症是一種罕見且往往致命的遺傳疾病，引發這種疾病的基因變異，與引發思覺失調症、某些泛自閉症障礙，以及躁鬱症的基因變異相同。提摩西氏綜合症的患者有一種基因突變，會導致他們的細胞吸收過量的鈣。帕斯卡運用山中伸彌的創新方法，將提摩西氏綜合症患者的皮膚細胞，變為富潛能幹細胞，再變為皮質神經元，亦即大腦最發達的區域「大腦皮質」的神經元。這種方法不僅有用，還能讓他深入了解細胞處理鈣的瑕疵。這項研究是《自然醫學》期刊二〇一一年十一月號的封面報導。但這項實驗也有一項侷限：這些神經元都在平坦的培養皿的底部靜止不動，要是在人類的大腦裡，這些神經元都會在立體結構中互相連結。帕斯卡說：「主要的侷限是時間。」人類大腦的發展需時許多個月。要到懷孕第二十七週，神經元才發展完成。但帕斯卡的培養皿神經元卻只能存活幾星期，即使細胞仍在以類似的速度分裂生成。這些細胞必須能存活幾個月，而不是短短幾天，帕斯卡才能好好研究神經系統的發展。他的解決方法，是在培養皿表面塗上一種化學物質，讓細胞不會躺平。他說：「這樣一來，這些細胞等於就是立體的一碗細胞。」當時他認為這一團細胞能多活幾個星期，沒想到這些細胞開始自行組織，存活數月。他說：「這是立體細胞培養革命的開始。」他以前只能研究培養皿中躺平且壽命有限的細胞，現在則可以研究漸趨複雜的細胞團塊，也就是他口中的類器官。

在初期實驗，他讓這些類大腦器官自行發展。不到幾天，富潛能幹細胞開始變成神經元。不到一個月，大腦的某些區域開始成形。仔細研究就會發現，這些並非只是粗略的複製品，而是極為類似真正的人類大腦，只是比較簡化。這項技術的潛力無窮。帶動人類大腦發展的許多過程，根本不會發生在齧齒動物體內，因此要研發新療法，動物研究的用處並不大。而且，現在可以將類器官塑造成某些型態，研究人員就能製造出成長中的大腦的某些區塊。

這些類大腦是很複雜，但也不應過於誇大它們的複雜程度。而且，千萬不要將它們稱為迷你大腦。帕斯卡說：「這完全不正確。這些類大腦不是大腦，並不是培養皿中的大腦迷你版本。」他認為他製造的是模型。使用這種模型，就能研究原本無法研究的大腦成長與大腦功能的細部特色。使用基因變異病患的細胞，也可說是一大進步。舉個例子，取用遺傳性泛自閉症障礙患者的細胞，製造類大腦，即可將這些類大腦與沒有此類基因突變的類大腦比較，觀察兩者成長與表現的差異。帕斯卡用這種方式，即可找出因與果。從這些類器官，以及不同的類器官結合而成的類組裝體，已經可以看出細胞在大腦成長期間如何組織，組織又會如何出錯。帕斯卡若能釐清這些過程背後的細部機制，也許就能找到恢復這些機制的辦法。他說：「目的是要證明，這種新方法究竟能否帶領我們從行為精神病學，走向以精準醫療為依據的分子精神病學。」

在一項二〇一七年的研究，帕斯卡與同僚製造了兩個類似人類前腦的器官。前腦是人類成長過程中的大腦核心，能形成掌管言語、抽象思考、性欲、血壓以及飢餓感的大腦區塊。其中一個類器官是複製興奮神經元生成的大腦區塊，另一個類器官則是複製抑制神經元生成的大腦區塊。帕斯卡說：「這的確就是泛自閉症障礙的關鍵。」然而在此之前，完全不可能研究發生在成長過程中的大腦內部。製作完成的幾個類器官，先在試管內放置兩日以便結合。但這些類器官並不只是結合而已，還會彼此交流，形成神經迴路。抑制神經元並非在皮質生成，而是在大腦生長期間，從另一個區塊轉移而來，在試管中也開始朝著興奮神經元跳動前進。帕斯卡說：「從來沒人看過這個過程。」他使用提摩西氏綜合症患者的皮膚細胞所製造的類器官，發現了截然不同的現象。抑制細胞仍然會跳動，但跳動的速度變慢，每次跳動都比上一次短暫。他說：「抑制細胞等於是被拋在後面。」這項發現雖然微小，卻非常重要。一旦了解引發疾病的細部過程，就有可能研發有效的療法。帕斯卡說：「這就是我所謂的分子精神病學（molecular psychiatry）的起點。」

類器官革命要想進入下一階段，必須從培養皿進階到臨床實驗。帕斯卡以嚴重早產的嬰兒，也就是未滿二十五週出生的嬰兒為例。其中百分之八十，後來都罹患中度至重度的長期神經發展疾患。嚴重早產嬰兒的肺部無法運作，因此大腦極有可能因為無法吸收足夠的氧氣，而無法發展成熟。這種問題無法以小鼠進行研究，因為小鼠比人類更能適應低氧環境，但可以用類人類大腦進行研究。帕斯卡與同僚以類器官進行研究，即可理解低氧對於成長中的大腦的影響。他們也發現一款已在研發的藥物，能防止缺氧所造成的機能失常。帕斯卡問：「下一個階段是什麼？」沒有動物模型可用，類器官模型能否滿足需求？「有些疾病非常嚴重，預後極差，所以這種臨床實驗值得一試。」另外一種辦法是藉由類器官研究，找出一款已獲核准，可在人體實驗用於仿單標示外用途的藥物。

這種前所未有的實驗，如果有朝一日真能實現，將可證明使用類器官模型，真能找出大腦疾病的潛在療法。帕斯卡說：「很多大型製藥公司都逐漸遠離神經科學。」研發精神疾病新藥的成本高昂，成功率又低，已不再符合經濟效益。他說：「失敗的代價太慘重，所以大多數的製藥公司決定不再投資。」他希望類器官不但能為藥物研發指出更好的目標，還能提供更好且安全的測試新藥的方法，進而提高人體實驗的成功率，最終衍生出更精準，更有效的療法，對抗自閉症、思覺失調症等疾病。帕斯卡說：「精神病學、醫療，以及這些疾病的生理機制的研究，進展緩慢到不行。一定要有進展才行。」

科學家得以逐漸了解精神疾病的基因、路徑以及基礎機制，並不是只憑藉類器官革命。二〇一五年，美國國家心理衛生研究院宣布斥資五千萬美元，開發大腦基因體學的電腦模型。這項計畫名為PsychENCODE，一如人類細胞圖譜計畫，目的在於打造公開的大型資料庫，涵蓋人類大腦內部所有有效的基因過程與生理過程。包括囊腫纖化症在內的某些疾病，是由單一基因突變引發。大多數的神經疾病則不同，是由數百個基因變異及環境因素造成，因此很難判斷哪些因素的致病風險最高。但若能了解這些機制，就能開始釐清複雜的因果關係。

耶魯大學醫學院生物資訊學教授、PsychENCODE計畫主持人馬克・葛斯坦說：「精神疾病的矛盾之處，在於遺傳的機率很高。遺傳機率比心臟疾病與癌症高多了。」葛斯坦面臨的矛盾，與帕斯卡面臨的問題類似：我們知道許多基因變異會提高罹患大腦疾病的機率，但我們對於引發這些基因變異的機制，卻始終所知甚少。葛斯坦說：「大家不太了解細部機制，所以很難研發新藥。我們研發新藥，是希望新藥能鎖定某一種蛋白質，或是基因，或是某個作用異常的東西。」

PsychENCODE的目標，就是要填補知識缺口。這需要很多死掉的大腦，準確來說是一千八百六十六個。一群來自十五家研究機構的科學家研究大量的大腦樣本，包括組織與單一細胞，全面了解可能引發精神疾病的複雜系統。他們蒐集了資料，還要解讀。葛斯坦說：「大家談到深度學習或機器學習，通常會聯想到黑盒子。但我們進行的方式不一樣，我們是把黑盒子打開。」要將巨量的複雜神經科學資料，變成可懂、可解讀，這不是件簡單的事。為了解決這個問題，葛斯坦領導團隊研發一款深度學習的預測器，是一款人工智慧系統，能依據個人的基因變異與基因表現程度，計算此人罹患思覺失調症的機率。

這套系統並不是要用於診斷，而是釐清精神疾病的細部原因。系統在分析資料的過程中，會聚焦在系統認定重要的特質，並說明系統聚焦的領域，與精神疾病涉及的哪些基因、路徑，以及細胞類型相關。這就像將你的數學運算過程呈現出來，只是規模相當浩大。葛斯坦說：「這個系統能指出新藥打擊的標靶。這就是終極的目標，希望有人能研發治療這些疾病的新藥。」如果精神疾病的藥物能更精準，甚至是專為個別病患的病情設計，就應當更能治癒服用這些藥物的患者。二〇一〇年，精神疾病在全球造成的經濟負擔，約為八．五兆美元，與心血管疾病相當，高於癌症及糖尿病。這個數字在二〇三〇年之前可望成長一倍。為思覺失調症之類的精神障礙，以及憂鬱症之類的精神疾病，找到更精準的療法，我們的社會與經濟皆可受益匪淺。

從 PsychENCODE 於二〇一八年發表的初始研究，葛斯坦與同僚只能了解整體的一部分。在未來的幾年，科學家團隊要深入研究個別細胞如何影響人類大腦的運作。他們必須再次打造超大的示意圖，這次是細胞的示意圖，顯示大腦裡面有哪些種類的細胞，以及這些細胞的普及程度。最後一個難關，則是了解細胞種類的普及程度，與基因變異的關連。了解這個關連，就能徹底釐清哪些過程會提高某些人罹患精神疾病的機率。葛斯坦說：「大家說：『喔，你有這個毛病，也許是因為這種基因比較多。』也許是這樣沒錯，但其實沒那麼直接，是稍微迂迴一些。」團隊分析的目的，是證明某些細胞數量較多，是引發大腦基因變異的主因。葛斯坦說：「這在神經科學尤其重要，因為我們的大腦有那麼多類型的細胞。」

更高解析度的研究，會製造出更多資料。氾濫的資料會衍生出一個問題。葛斯坦說：「機器學習現在變成一種流行語。這些模型很酷，大家也喜歡，但其實作用有限。」或者換個說法，科學家教機器要花招，並不能了解疾病的起因。「機器學習在科學研究的作用有限。你想分辨電腦視覺裡的金絲雀與老鷹，機器學習會是好幫手。但如果你是科學家，你就真的很想研究，尤其是要治療病患，或是設計新藥。」

在個人化醫療，要在實務上做到這一點可是一大挑戰。可以從這個角度想想看。在未來幾年，也許你身體不舒服去看醫生。醫生為了要診斷，要參考你的組學圖譜，再予以比較，例如拿你的血液樣本，與人型的疾病生物標記全球資料庫比較。機器吃進資料，再吐出診斷結果。問題是：機器如何決策？葛斯坦說：「科學家會很想知道答案。」PsychENCODE 計畫要製作人類大腦每一個細胞的示意圖，就必須開發計算模型，才能順利處理大量資料，但也要解釋做出某些預測的原因。自動駕駛車所使用的機器學習模型是黑盒子，但醫療所使用的機器學習模型，則應該是攤開的書本。

所以，需要打造不同類型的深度學習系統。想要分辨，比方說金絲雀與老鷹的差異，機器學習系統必須理解這兩種鳥的界線在哪裡，因此需要大量資料。你加入的資料越多，這個界線就越複雜，機器學習系統就更能分辨金絲雀與老鷹。人類也是以類似的方式記憶。我們吸收巨量資料，將輸出簡化，至於我們如何製造記憶的界線，則是成為謎樣的黑盒子。這對電腦視覺來說非常實用，但若要深入分析病患的健康資料，進而預測病患罹患某種疾病的機率，則是完全派不上用場。

為解決這個問題，葛斯坦研發了一款深度學習模型，是生物模型，也是計算模型。這款模型簡單來說分為許多層。最頂層是思覺失調症之類的疾病的表現型，也就是特徵。最底層是可能引發這種疾病的基因變異。類神經網路的作用，是預測你如何從因走到果，如何從基因變異，演變至具有罹患某種疾病的機率。因此葛斯坦將真實的基因調控網路，植入機器的中央。機器每次做出預測，葛斯坦即可依據實體世界的真實基因、調控關係及調控元素，得知網路裡的哪些路徑開啟。

他說：「這是將基因調控網路寫死在模型裡，所以模型更容易解讀。這跟大家平常做的很不一樣。」在傳統的機器學習預測器，中央的運作多半是個謎。葛斯坦的預測器，則是將這個謎變成一個生物網路，是含有一點點人類成分的一台電腦。「這款有真實的網路，而且這個網路還有重要的架構。」預測器進行預測的同時，路徑也會開始活絡，照亮曾經只有黑暗的地方。葛斯坦說：「科學不會滿足於一只黑盒子。」

第六章

解開人體老化之謎

卡恩家的兄弟姊妹知道如何長壽。里歐諾於二〇〇五年去世，享壽一百〇一歲。海倫於二〇一一年去世，享壽一百〇九歲。二〇一三年，一百〇三歲的彼得去世。最後是爾文在二〇一五年，以一百〇九歲的高齡去世。這四位是全球最長壽的兄弟姊妹。他們出生的時候，平均預期壽命為四十歲。很多百歲人瑞並未遵循健康長壽之道。海倫整天抽菸，每天抽菸，抽了九十幾年。為什麼不戒菸？原因很簡單。勸她戒菸的四位醫師，全都比她早去世。海倫也不喜歡吃沙拉和蔬菜，喜歡巧克力、雞尾酒，作息時間不固定。爾文是最年長的華爾街主動投資人，一直在他創立的資產管理公司工作，直到一百〇八歲。爾文的兒子湯瑪斯曾說，父親一輩子的飲食就是「這天晚上吃羊排，隔天晚上吃牛排」。

人類並不是天生就能長生不死，但卡恩家的兄弟姊妹是活生生的例子，證明了有些人的壽命注定比其他人長久得多。有一項揭開健康長壽祕訣的指標研究，也是以卡恩家兄弟姊妹為研究對象。這項研究於一九九八年開始，一路持續到現在，由位於紐約的愛因斯坦醫學院老化研究中心的主任尼爾・巴茲萊主持。他說：「我們逐漸發現長壽基因。」他的終極目標，是發現並延緩疾病的開端，讓我們得以安享退休歲月，又不失自理能力。

為實現目標，巴茲萊與同僚幾十年來研究一群生活在紐約的阿什肯納茲猶太人。這群猶太人並沒有長壽的傾向，但因為受到迫害、血族結婚等種種因素，基因的同質性相當高。他們的粒線體DNA標記顯示，現存的所有阿什肯納茲猶太人當中，百分之四十都是四位母親的後代。既然多樣性如此之低，要找出與疾病相關的基因變異，或者在這個例子，找出與長壽相關的基因變異，相對來說比較容易。紐約的阿什肯納茲猶太人，經濟地位多半相當類似，因此得以穩定其他可能擾亂長壽研究的變數。巴茲萊與同僚到目前為止，已經研究超過五百名阿什肯納茲百歲人瑞，以及七百名這些人瑞的後代子孫，以找出超乎尋常的長壽健康人生的生物標記。

主要的研究結果之一，是百歲人瑞的生活方式，並不見得比其他人健康，好比說海倫喜歡抽菸。百歲人瑞並不會捨棄酒精，也不會每天吃多油脂魚類和嚴格規律運動。在巴茲萊的研究，將近百分之五十的百歲人瑞體重過重，大約百分之五十抽菸，甚至不到百分之五十有適度運動的習慣。僅有百分之二為素食者。這並不是叫大家捨棄健康的生活方式，培養抽雪茄的愛好，但我們目前無力控制的其他因素，確實能決定我們壽命的上限。健康的飲食與生活習慣，確實能提高你健健康康活到八十歲的機率，但你能不能活到一百歲以上，則是取決於基因。

我們早已知道，我們的基因對於我們的壽命長度影響甚鉅。雙胞胎研究也持續證明，大約一百年前出生的同齡群當中，約有百分之二十五的壽命差異，是由基因變異所導致。巴茲萊與同僚憑藉這些資料，開始追蹤這些差異。他的研究發現幾種生物標記，也許就是壽命超長的關鍵。這些生物標記，與幾種基因變異相關。並不是每一位百歲人瑞，都完全具備這些基因變異，但也不難看出明顯的模式。巴茲萊研究的百歲人瑞當中，大約有百分之十八具有CETP基因變異，因此體內含有大量的高密度脂蛋白，那是一種能防範心臟病發作與失智的膽固醇。在這項研究，大約百分之二十的百歲人瑞，具有APOC3基因變異，因此體內含有較多高密度脂蛋白，較少三酸甘油酯。肥胖的人通常有較高的三酸甘油酯。將近百分之六十的百歲人瑞，生長激素的訊息傳遞路徑具有一種缺陷，會讓身體從使用精力成長，變為使用精力存活，所以這些人瑞就能盛大慶祝百歲大壽。其他幾群百歲人瑞，具有來自粒線體的異常大量的蛋白質，能抵抗老化的壓力。這項研究歸納出製藥業要打擊的黑名單。我們現在知道幾項長壽的生物標記。問題是：我們能否研發能讓這些生物標記發揮作用的新藥？

將老化當成疾病對抗，是完全合理的。畢竟嚴重疾病最常見的風險因素就是老化。以心臟疾病為例。巴茲萊說：「你可能覺得是膽固醇的關係，其實不對。膽固醇是三倍風險。老化是一千倍風險。」以糖尿病而言，肥胖是八倍風險，但老化卻是五百倍風險。無論是癌症、糖尿病、神經疾病，還是任何疾病，老化都是最常見的風險因素。老化的問題在於，對許多人而言，老化等於多年累積不同疾病。假設你在六十歲那年第一次罹患大病，很快又得到第二場、第三場大病。你的身體承受不了，於是你在八十歲之前與世長辭。

百歲人瑞並非如此。研究顯示，大約百分之二十三的百歲人瑞，在一百歲那年並沒有慢性疾病。百分之五十五在一百歲那年，並沒有認知障礙。這並不表示百歲人瑞不會生病，而是他們在很高齡的時候才生病。大多數的人在死前，已經因患病而衰弱多年。百歲人瑞則是通常在死前幾個月，甚至幾個星期才會生病。巴茲萊說：「你不需要在人生的最後八年病痛纏身，但求速死。」這叫做「疾病壓縮」理論，意思是你先活得健康長久，然後再死去。巴茲萊相信，解決這個問題，全球經濟就能省下照顧老化人口所需的醫療與其他相關成本，總計高達好幾兆美元。他說：「改變的唯一方法，是對抗老化，而不是對抗疾病。」

要追求的目標，並不是解開永生不死的祕訣。有人估計人類壽命的上限是一百一十五年。現在的平均預期壽命大約是八十年。不知為何，大多數的人少了三十五年的壽命。巴茲萊希望我們往後能開始找回失落的壽命。我們有太多能治療嚴重疾病的藥物，卻沒有一種專治老化的藥物。舉個例子來說，老化與前列腺癌不同，老化並沒有一種具體的、通用的生物標記。但往後我們更了解老化究竟是什麼，就會更清楚如何延緩老化。

你或者是你認識的人，可能固定服用二甲雙胍。這個不起眼的小藥丸，是第二型糖尿病用藥，也是美國第四大最常開立的藥物，僅僅在二〇一七年，就開出七千八百萬顆。二甲雙胍於一九五七年問世，但起源可以追溯到中世紀。二甲雙胍的原料是一種叫做山羊豆的植物，在當時是用於治療頻尿。我們現在知道，頻尿是糖尿病的症狀。奇妙的是二甲雙胍竟然默默贏得「神奇藥物」的美名。相較於服用其他藥物的糖尿病患者，服用二甲雙胍的糖尿病患者壽命更長，心血管問題較少，而且奇怪的是罹患癌症的機率，比其他糖尿病患者低百分之十。二甲雙胍除了能降低血糖之外，也會影響與成長、發炎、新陳代謝相關的路徑，這三者都會影響老化。二甲雙胍也會抑制粒線體的耗氧量，等於減輕那些為我們的細胞提供能量的小小發電站的工作負擔。在巴茲萊的研究，六位百歲人瑞有一種基因突變，能創造類似的效應，讓粒線體運作較為輕鬆，退化較慢。

巴茲萊目前正在研究，二甲雙胍能否作為史上第一款對抗老化的處方藥。這項研究名為「以二甲雙胍對抗老化」（TAME），將由美國各地十四家研究機構進行，費時六年，並蒐集年齡介於六十五至七十九歲之間的三千人的資料。研究的目的是回答一項很重要的問題：服用二甲雙胍，是否真能更健康長壽？其他藥物，包括已經上市的幾款藥物，也許效果較佳，但很少能像二甲雙胍一樣安全、便宜且普及。舉個例子，研究顯示雷帕黴素增長動物壽命的效果，勝過二甲雙胍。但雷帕黴素這種免疫抑制劑，可能引發危險的副作用。二甲雙胍則不會。這一點很重要，因為解決了許多技術上的問題之後，之所以還是無法將老化當成疾病治療，主要的原因之一，是主管機關尚未核准。巴茲萊認為倘若二甲雙胍實驗成功，美國食品藥物管理局以及其他主管機關，就終將認定老化是一種值得對抗的疾病。主管機關一旦如此認定，製藥業與生技業可望掀起一波淘金潮。

但在追求長壽的競賽中，有些人可沒那麼有耐心，或者沒那麼務實。幾家生物科技公司挾著矽谷的雄厚資金，決心戰勝死亡。PayPal 的億萬富豪創辦人彼得．泰爾，以及亞馬遜的傑夫．貝佐斯等企業家，都曾公開支持，或鉅額投資長壽大業。奧布里．德格雷是作家也是學者，自稱正在進行「擊敗老化的聖戰」。他說，第一位將活到一千歲的人類已經誕生。「我們也許能活好幾百年」的奇異想法，還是TED演說的主題（僅僅是德格雷的演說，在YouTube上就有超過四百萬點閱），也是Google斥資數十億美元打造的Calico「長壽」實驗室追求的目標。創辦Calico的企業家、創投家比爾・馬里斯曾說，人類可以「活五百年」。加州的一家新創公司Ambrosia二〇一六年開始販售「年輕血液輸入」服務，將兒童的血液輸送至成人體內，每公升要價八千美元。然而鮮少有證據能證明，這樣的輸血對健康有益。同樣位於加州的Unity Biotechnology公司，則是致力於「預防、終止、逆轉各種老化疾病」。這家公司至今已募集超過兩億一千萬美元資金。Google工程主管雷・庫茲威爾認為有所謂的長壽「脫離速度」，亦即到了某個時間點，新的科學延長我們壽命的速度，將快於壽命流失的速度。他認為，這個時間點不到十年就會來臨。

但何必等那麼久呢？二〇一五年九月十五日，生技公司 BioViva 的四十四歲創辦人伊莉莎白・派瑞許走進哥倫比亞波哥大的一家診所。她在幾小時當中，全身各處接受超過一百次注射。注射的內容是兩種多半未經測試、且可能有害的基因療法。兩種療法都對抗同一種疾病：老化。派瑞許在一團謎霧的籠罩之下，變成一場古怪實驗的人肉白老鼠。她所接受的基因療法是在南美洲進行，是為了規避美國聯邦法令。這種療法曾進行動物測試，但還要等上許多年，甚至幾十年，才能獲得核准，也才能安全用於人體。兩種基因療法的其中一種，是肌肉生長抑制素的抑制劑，是一種逆轉肌肉流失的藥物。另外一種是端粒酶基因療法，能刺激細胞分泌端粒酶，也就是一種修復端粒的蛋白質。這次實驗登上全球新聞版面，派瑞許也在一夕之間家喻戶曉。專家批評這項實驗違反道德，設計不佳，可能造成危險。

但派瑞許卻宣稱治療有效。端粒位於染色體的尖端，負責保護重要的遺傳物質不受損害。但隨著細胞分裂、DNA複製，端粒會變得越來越短，最後短到細胞再也無法分裂。科學家發現健康與端粒長度有關，但至今無法確定，究竟是短端粒引發健康問題，還是短端粒純粹是老化的副作用。派瑞許宣稱，她在波哥大接受治療的六個月之後，第三方檢驗的結果顯示，她的白血球所含的端粒，長度增加百分之九。倘若此言為真，就代表這種療法能逆轉二十年端粒所縮短的長度。但這種療法仍有許多問題。用這種方式將端粒變長，就像將白髮染成棕色，你的年齡沒變，只是看起來不像這個年紀。而且最後還有一個問題：大多數量測端粒長度的實驗室，都有百分之八的誤差範圍。

這個發掘青春之泉的產業，有一股幾近宗教狂熱的力量推動，因此不會因為這些路上的小障礙而放慢腳步。派瑞許說：「我們在研究各種治療老化的方法。」自從她在哥倫比亞接受治療，BioViva 已轉型為她口中的「資料分析公司」，並與基因療法公司 Integrated Health Systems 合作，媒合了實驗性抗老基因療法的人與企業，以及願意執行療法的醫師。派瑞許說：「我們在墨西哥、多明尼加共和國、祕魯、哥倫比亞之間媒合。」她列舉的這幾個國家，允許大多數國家所禁止的基因療法。二〇一六年，BioViva 與另一家生技公司 Sierra Sciences 合作，宣布將於斐濟開設抗老化診所。Sierra Sciences 由派瑞許接受的基因療法的創造者之一，分子生物學家比爾．安德魯斯創辦。安德魯斯當時說，診所在那年年底前就會「落成」，卻一直到現在仍未落成。他後來又在堪薩斯州創辦了 Libella Gene Therapeutics，據說在哥倫比亞的一家診所，以每劑一百萬美元的價格，提供修復端粒的基因療法，作為所謂的付費即可參與的「臨床實驗」。由於病患人數稀少、成本高昂，相關風險更高，因此派瑞許目前將希望寄託在這個拓荒產業所能產出的少許資料。她說：「我們有很多公司想知道，他們的藥物究竟是否有效。」她說，BioViva 握有資料分析的專長，因此擁有舉足輕重的地位。這家公司希望成為資料聚合與分析的平台，整合在中南美洲進行的有爭議的基因療法結果。她說：「我們希望能將十位、二十位、三十位病患的資料呈現在投資人面前，他們就能看見藥物在許多人身上的作用。我們希望投資人能讓主管機關盡快核准這些藥，因為他們知道押對寶了。」

派瑞許也許接受過基因改造，但她並不是醫學博士。她向世人宣告，她在自己身上進行了基因療法。BioViva 最高級的科學顧問，也就是華盛頓大學教授喬治·馬丁聞言，立刻辭職，表示對此「極為不滿」。他當時表示：「我認為應該要進行大量的臨床前研究。」眼看這個產業似乎鐵了心要規避法令與學術檢驗，科學界群起反對，派瑞許於是另覓他途。二〇二〇年一月，她在永生教會發表一小時的演說。她對會眾說：「我是BioViva的執行長。我要對你進行基因工程。」這間教會位於佛羅里達州好萊塢市，於二〇一三年創立，會眾多半是永生主義與超人類主義的信徒，信條很簡單：「老化與死亡只是一種選項。」科幻作家亞瑟．克拉克也是信眾之一。教會創辦人威廉．法隆曾說，美國食品藥物管理局「參與滅絕美國人的陰謀」。這個產業希望讓世人相信，科學已經做好準備，只是主管機關跟不上，然而產業中卻偏偏出現這種有損形象的隊友。但派瑞許堅稱，失靈的是制度，不是科學。她說：「我們不會為了一個幾十年來阻礙這項技術發展的制度，而放慢腳步。規避風險的心態會害死我們。」

將老化當成疾病醫治的科學，由宗教狂熱、缺乏耐心，以及傲慢心態推波助瀾。既有公司收取數千美元的費用，將兒童的血液輸送至成人體內，又有矽谷投資人宣稱，我們很快就能活到五百歲，這個產業已經冒著被自大心態壓垮的風險。但其實不必如此。巴茲萊說：「我覺得很多人認為，只有有錢人才能活得健康長壽。其實不該這麼想。這是很嚴重的問題，我也很擔憂。」對抗老化的基因療法也許有朝一日能奏效，更貼近主流。但科技進步的同時，也會帶來一連串難解的道德問題。使用基因療法促進健康是好事一樁，那使用基因療法讓人更強健、更聰明，是否也是好事？我們的社會根本沒有能力處理這些問題，更不用說我們的主管機關，還有制訂法律的人。然而，巴茲萊研究的百歲人瑞已經證明，健康長壽的祕訣，其實一直都潛伏在我們自己的身體裡。

若能發揮這項潛能，我們每個人都能受惠於當今眾位先驅的勇敢與堅持。這些先驅就是賭上自己的性命與職業生涯，好讓世人有朝一日都能受惠的醫師與病患。我們將健健康康歡度晚年，慶幸自己有多一些時間與兒女、孫兒女、曾孫兒女共享。社會與經濟效益也將十分可觀。也許屆時的我們將舉杯向組學資料及個人化醫療致敬，感謝它們讓我們如此健康長壽。不過這些不太可能成真。我們應該會老老實實服用醫師開出的藥，以複製長壽的突變與變異，多給自己一、二十年的健康壽命。畢竟誰也不想永生不死，大家要的只是活得更好。

中英名詞對照

人物

比爾·安德魯斯 Bill Andrews
比爾·馬里斯 Bill Maris
卡爾·瓊恩 Carl June
尼爾·巴茲萊 Nir Barzilai
布魯斯·列文 Bruce Levine
伊莉莎白·派瑞許 Elizabeth Parrish
艾莉克斯·拉寇斯特 Alix Lacoste
艾蜜莉·懷亥德 Emily Whitehead
亞瑟·克拉克 Arthur C. Clarke
彼得·泰爾 Peter Thiel
彼得·理察森 Peter Richardson
阿維芙·瑞格夫 Aviv Regev
威廉·法隆 William Faloon
茱莉亞·維塔瑞羅 Julia Vitarello
馬克·葛斯坦 Mark Gerstein
康納·麥克馬洪 Connor McMahon
莎拉·泰希曼 Sarah Teichmann
麥克·史奈德 Michael Snyder
傑夫·貝佐斯 Jeff Bezos
喬治·馬丁 George Martin
普莉希拉·陳 Priscilla Chan

塞吉歐・帕斯卡　Sergiu Pasca
奧布里・德格雷　Aubrey de Grey
雷・庫茲威爾　Ray Kurzweil
蜜拉・麥克維克　Mila Makovec
羅伯特・虎克　Robert Hooke

醫學專有名詞

二甲雙胍　metformin
人類基因組計畫　Human Genome Project
人類細胞圖譜計畫　Human Cell Atlas
分子精神病學　molecular psychiatry
反義寡核苷酸　antisense oligonucleotide
巴登氏病　Batten disease
巴瑞替尼　baricitinib
代謝體　metabolome
去氧羥四環素　doxycycline
托珠單抗　tocilizumab
肌肉生長抑制素　myostatin
自體抗體組　autoantibody-ome
免疫風暴　cytokine storm
乳房X光攝影　mammogram
泛自閉症障礙　autism spectrum

disorder

表現型　phenotype

表觀基因組　epigenome

急性淋巴母細胞白血病　acute lymphoblastic leukaemia

活體藥物　living drug

胃造口管　gastrostomy tube

疾病壓縮　compression of morbidity

脊髓性肌萎縮　spinal muscular atrophy

基因表現　gene expression

基因指令　gene instructions

基因調控網路　gene regulatory framework

基因體學　genomics

液化　liquefaction

淋巴細胞　lymphocyte

細胞學說　cell theory

細胞激素　cytokine

脫靶　off-target

蛋白質體　proteome

嵌合抗原受體T細胞療法　CAR-T cell therapy

嵌合抗原受體細胞　chimeric antigen

receptor cells
復邁　Humira
提摩西氏綜合症　Timothy syndrome
萊姆病　Lyme disease
微生物　microbiome
溶酶體　lysosomes
瑞格列奈　repaglinide
羥氯奎寧　hydroxychloroquine
腰椎穿刺術　lumbar puncture
雷帕黴素　rapamycin
端粒酶　telomerase
綠猴腎細胞　Vero cell
輔蛋白酶　accessory proteases
諾西那生鈉　spinraza
總轉錄本　transcriptome
類組裝體　assembloid
囊腫纖化症　cystic fibrosis

其他

山羊豆　French lilac
永生教會　Church of Perpetual Life
全球健康研究所　Global Wellness Institute
安永會計師事務所　Ernst & Young

老化研究中心　Institute for Aging Research

《自然醫學》　*Nature Medicine*

杜克大學兒童醫院　Duke University Children's Hospital

杜蘭　Durham

貝塞斯達　Bethesda

奇美拉　chimera

波士頓兒童醫院　Boston Children's Hospital

波德市　Boulder

阿什肯納茲猶太人　Ashkenazi Jews

非洲綠猴　African green monkey

哈伯太空望遠鏡　Hubble Space Telescope

美國國家心理衛生研究院　National Institute of Mental Health

美國國家籃球聯賽　National Basketball League

英國國家健保局　National Health Services

海軍醫學研究中心　Naval Medical Research Institute

康明市　Cumming

張量分解　tensor factorisation

陳和祖克柏基金會　Chan Zuckerberg Initiative

費城兒童醫院　Children's Hospital of Philadelphia

愛因斯坦醫學院　Albert Einstein College of Medicine

維康桑格研究所　Wellcome Sanger Institute

蜜拉的奇蹟基金會　Mila's Miracle Foundation

製藥公司禮來　Eli Lilly

諾華　Novartis

臨床細胞與疫苗生產中心　Clinical Cell and Vaccine Production Facility

羅氏　Roche

THE FUTURE OF MEDICINE: How We Will Enjoy Longer, Healthier Lives

First published as THE FUTURE OF MEDICINE (WIRED GUIDES) in 2021 by Random House Business, an imprint of Cornerstone. Cornerstone is part of the Penguin Random House group of companies.
This edition arranged with Cornerstone a division of The Random House Group Limited through BIG APPLE AGENCY, INC., LABUAN, MALAYSIA.

未來個人化精準醫療

運用單一個人的健康數據和DNA，打造專屬的治療方式和藥物

作者　詹姆斯・坦伯頓（James Temperton）
譯者　龐元媛
主編　劉偉嘉
校對　魏秋綢
排版　謝宜欣
封面　萬勝安
社長　郭重興
發行人兼出版總監　曾大福
出版　真文化／遠足文化事業股份有限公司
發行　遠足文化事業股份有限公司
地址　231 新北市新店區民權路 108 之 2 號 9 樓
電話　02-22181417
傳真　02-22181009
Email　service@bookrep.com.tw
郵撥帳號　19504465 遠足文化事業股份有限公司
客服專線　0800221029
法律顧問　華陽國際專利商標事務所　蘇文生律師
印刷　成陽印刷股份有限公司
初版　2022年6月
定價　350元
ISBN　978-626-95954-4-0

國家圖書館出版品預行編目 (CIP) 資料

未來個人化精準醫療：運用單一個人的健康數據和 DNA，打造專屬的治療方式和藥物／詹姆斯・坦伯頓（James Temperton）著；龐元媛譯.
-- 初版. -- 新北市：真文化出版，遠足文化事業股份有限公司發行，2022.06
面；公分 --（認真職場；21）
譯自：The future of medicine : how we will enjoy longer, healthier lives
ISBN 978-626-95954-4-0（平裝）
1. CST: 健康醫療業 2. CST: 醫療服務
410.1655　　111006767